老けない身体を一瞬で手に入れる本

何歳から始めても
広背筋で
全身がよみがえる!

パーソナルトレーナー
中嶋輝彦

LOCOMOVE METHOD

青春出版社

はじめに

「最近、足腰が弱くなってきた」

「身体が重力に負けて、たるんできた」

「若い頃に比べて疲れやすくなった」

と感じていらっしゃる皆さんに質問です。

こうした身体の衰えを「筋力の低下のせい」と思っていませんか。

実際、足腰を鍛えるトレーニングを行ったり、ジョギングやウォーキングなどの運動をしている方も多いでしょう。

ところが、自覚症状として「足腰が弱った」と感じたときに足腰をいくら鍛えても逆効果。逆に、膝や腰を痛めてしまう方も少なくありません。

「老化は足から始まる」といわれ、足腰から衰えていくと思われがちですが、実は、足腰より先に「背中」が弱っているからです。

老化の出発点は、足腰ではなく背中なのです。

詳しくは本文で説明しますが、大本《おおもと》の背中の関節（胸椎《きょうつい》）が曲がれば、その先の股関節《こかんせつ》や膝関節など足腰の関節も曲がっていきます。この状態で無理な運動（＝不合理な身体の使い方）をすると、腰痛や膝痛などの痛みや身体機能の低下につながってしまうのです。

もちろん、足腰を鍛えることは決して悪いことではありません。ただ根本的な老化対策としては「足腰を鍛える」よりも「背中を動かす」、これが正解なのです。

この本でご紹介する「ロコムーブ」とは、背中にある「広背筋《こうはいきん》」に着目した身体メソッドです。

広背筋の重要性はあまり知られていませんが、身体の中心部にあって、上肢と下肢を直接つなぐ唯一の筋肉です。

数多くの筋肉や関節に関連する、人体で最も大きな筋肉のため、広背筋が適切に活用できると、曲がった関節群や硬くなった筋肉群を一気に伸ばすことができるのです。

そのため、一般的な筋トレやストレッチと違い、身体の部位別に分けて多種目を実践しなくても、少ない種目とシンプルな動きで、多くの筋肉や関節に効果的に働きかけることができます。

「ロコムーブをやった直後に、まるで身体に羽が生えたように軽くなる」

これは、お客様からよくいただく感想ですが、今までのトレーニングでは感じられないこの気持ちよさを、ぜひ体感してください。

いくつになっても広背筋は目覚めさせることができます。

本書によって、一人でも多くの方が、身体の不調改善や身体機能の向上はもちろん、真のアンチエイジングに役立てていただければ、著者としてこれほどうれしいことはありません。

中嶋輝彦

「老けない身体」を一瞬で手に入れる本 目次

第1章 老化は「広背筋」で止められた

新常識！「足腰を鍛える」より「背中を動かす」

第2章

若返りのスイッチ・広背筋が目覚める7つのメニュー

このシンプルな動きが、連動して全身に作用する

第３章

身体が老ける人・老けない人の習慣

関節の痛み、下腹、ねこ背、不眠、疲れ…、すべてが根本解決！

第4章

いくつになっても、広背筋から身体に変化が起こる！

ついつい走りたくなる解放感！　感動の実例

帯・本文写真　石田健一
本文デザイン・DTP　岡崎理恵
編集協力　二村高史

第1章

老化は「広背筋」で止められた

新常識！「足腰を鍛える」より「背中を動かす」

LOCOMOVE METHOD

「老い」とは重心位置が下がること

まず、このシルエットをご覧ください。
どちらが老けて見えるでしょうか？

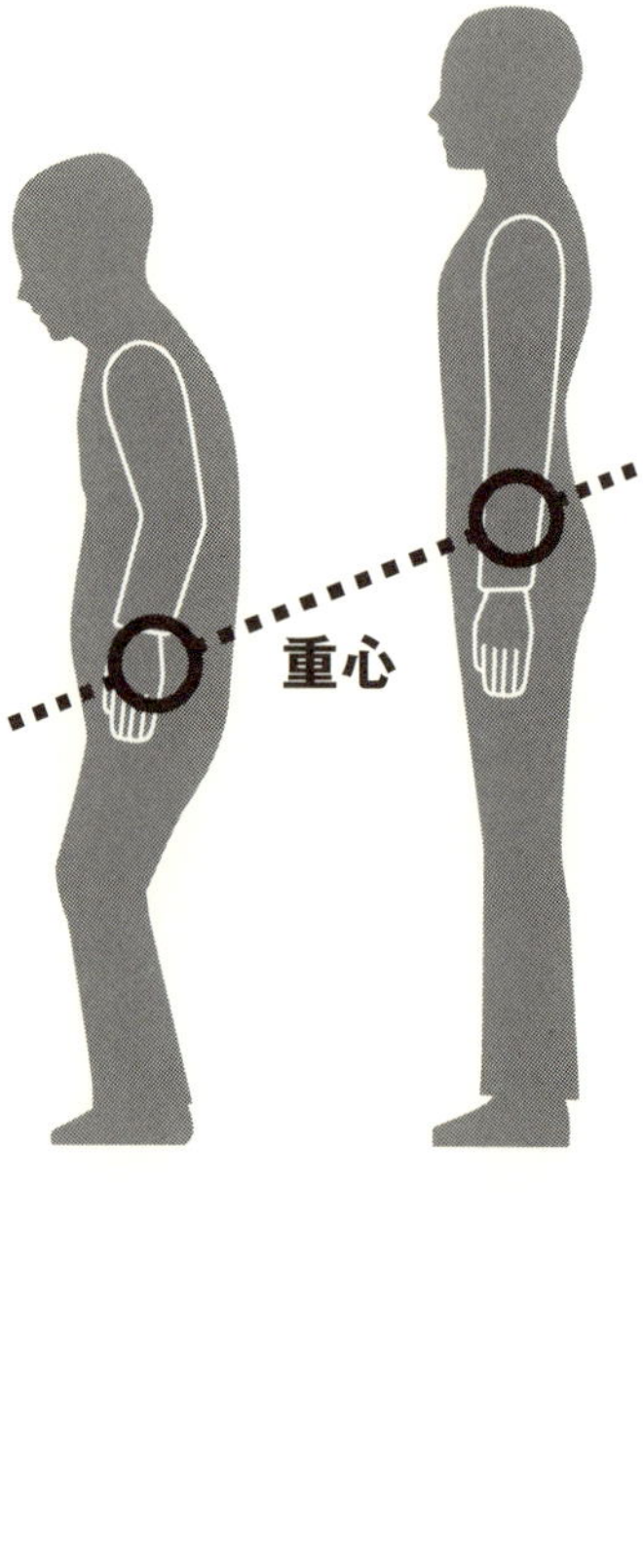

言うまでもありませんね。左の背中が曲がったほうが老けた人で、右の背中がまっすぐの人のほうが若く見えます。

実はこれ、同じ人をモデルにして姿勢を変えてもらい、それをもとにイラスト化したものです。ですから、左右のシルエットは年齢も身長も同じ。それなのに、10歳以上、いや20歳くらいは違って見えてしまいます。

それだけ姿勢というのは若々しく見えるかどうかのポイントであり、同時に老化のバロメーターでもあるのです。

ここからもわかるように、「老い」というものは、いわば「重心位置が下がっていくプロセス」であるといってもよいでしょう。

背すじがピンと伸びているうちは、高い位置に重心がありますが、老化にともなって背中が曲がってくると、重心は少しずつ下がっていきます。そして、老化が進んで重心位置が下がりきると、寝たきりの状態になるわけです。

重心が下がるのは関節が曲がるため

では、年をとるとともに、なぜ重心が下がっていくのでしょうか。

それは、背骨、股関節、膝関節が曲がるためです。そして、なぜそれらの関節が曲がっていくかというと「重力」の影響です。生まれてから亡くなるまで、重力という名のプレス機で徐々に押し潰されていくように各関節が曲がっていくわけです。老化とは、関節が曲がっていく現象と言い換えてもいいかもしれません。

左の図のように、年をとったら関節が曲がるのは仕方ないことだと考えている人は多いかもしれません。

確かに、年をとること自体からは免《まぬか》れることはできませんが、加齢（年をとること）と老化は必ずしも同じことではないのです。老化によって関節が曲がっていくことも、老化による宿命ではなく対処方法さえわかれば免れられる現象なのです。

老化＝関節が曲がって重心位置が下がること

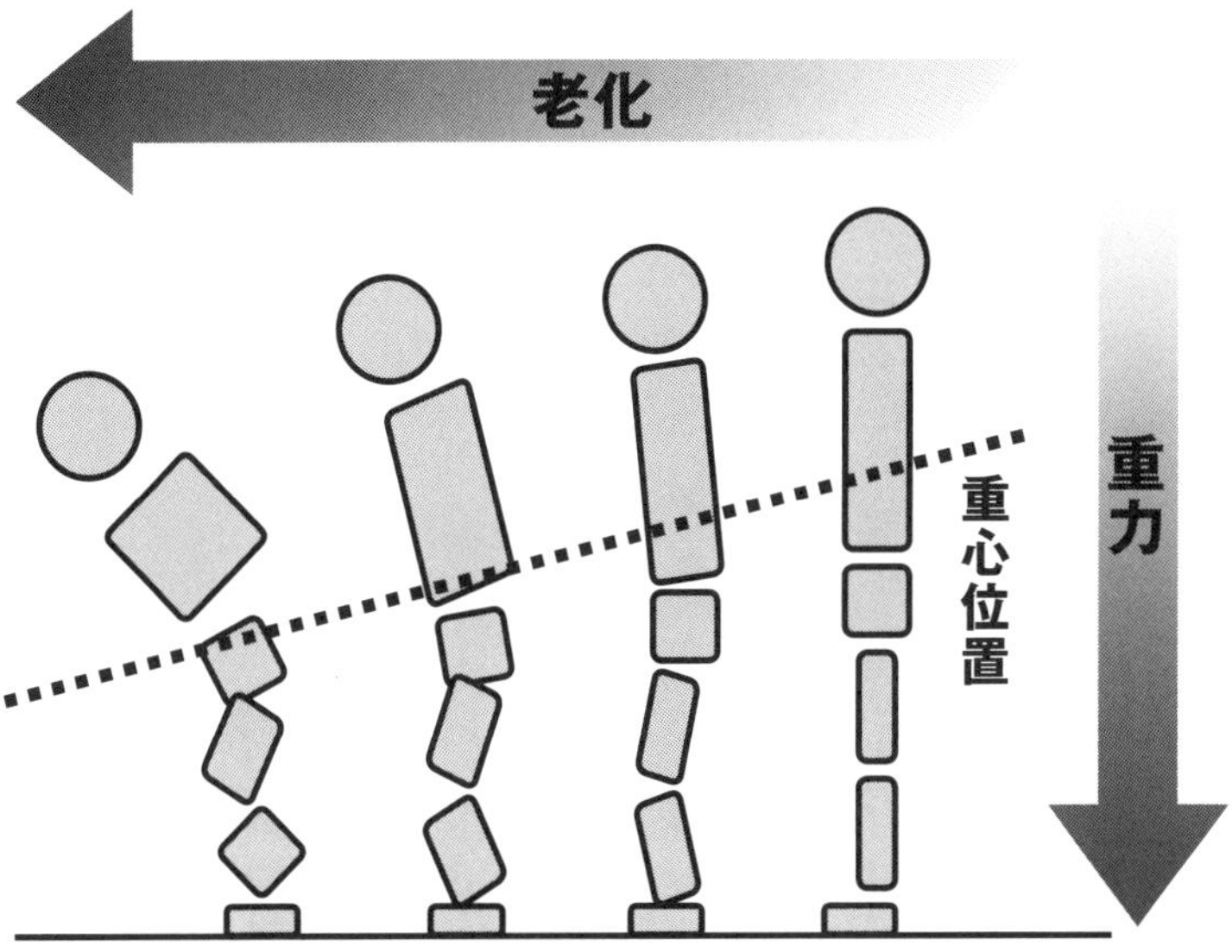

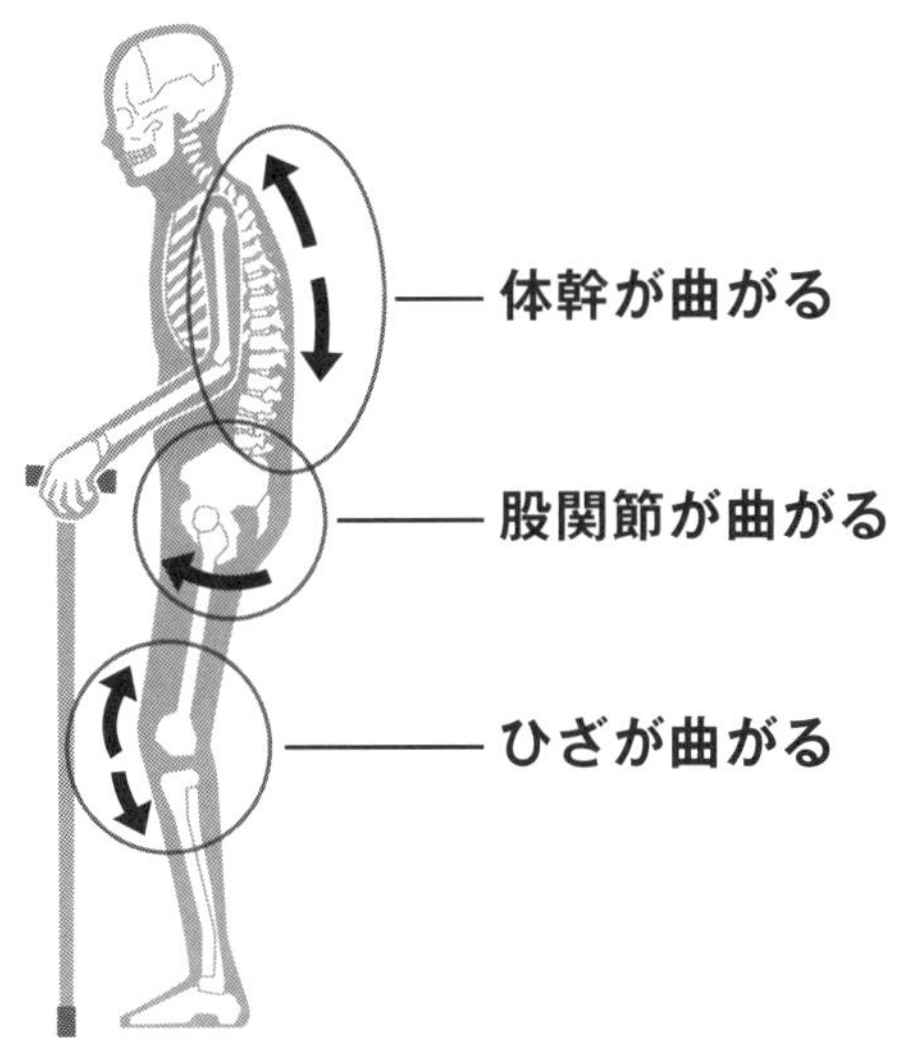

もし、現在背骨や膝が曲がった姿勢でも、骨が変形していなければ元に戻すことは可能です。

これは、歯磨きにたとえることができます。

今、本書をお読みいただいている方も当たり前のように毎日歯を磨き、それを習慣づけているでしょう。もし、歯を磨かなければ汚れが沈着し、虫歯・歯周病の発症により早期に入れ歯になってしまいます。

これと同じように、歯以外の背骨や大腿骨《だいたい》、膝なども何も手入れをしなければ重力による負担が蓄積し曲がり続け、変形したり故障してしまいます。

関節が曲がって重心が下がると、見た目が悪いだけではありません。身体に対してさまざまな悪影響が現れてきます。

椎間板《ついかんばん》ヘルニアなどの腰痛、坐骨神経痛、膝関節変形症、背骨の圧迫骨折などは、曲がったままの姿勢が身体への負担となって起きるものです。また、前かがみになることで内臓が圧迫され、さまざまな病気を引き起こすきっかけにもなってしまうのです。

逆にいえば、関節の曲がりを防ぐことができれば、こうした病気や不調から逃れることも可能になるのです。

日々しっかりと歯を磨いているように、歯以外の骨や関節も手入れをしておくことで、一生自分の身体を健全な状態に保つことは可能なのです。

本書ではその適切な対処方法＝お手入れの仕方について解説していきます。

「足腰が弱った…」は、実は背中が衰えたサイン

「人は下半身から衰える」といわれます。

実際に、高齢者の方は「年をとって足腰が弱った」とおっしゃいますし、足腰から老化が始まるというのは常識のように思われています。

しかし、これは正確ではありません。

確かに、自覚症状はまず足腰に現れることが多いのですが、実は最初に衰える場所

は「背中」です。背中にある胸椎《きょうつい》という関節が衰えるために、足腰の関節にしわ寄せがいくというのが正確な順序です。

では、どのようにして関節が曲がっていくのかを説明しましょう。人間の頭の重さは体重の約1割に相当しますが、加齢とともにその重さを支えきれなくなると、まず胸椎が前に曲がっていきます。

すると、そのままでは身体のバランスがとれないので、バランスをとるために腰椎は後ろに反っていきます。これが、「腰が曲がった」という状態です。腰周辺の外観は前に曲がっていくのですが、腰椎だけを見ると反り腰のようになっていることがわかります。

つまり厳密に言うと、「腰」ではなく、その上の「背中」が丸くなっているのです。

胸椎の曲がりがさらに進むと、腰椎の反りだけではバランスがとれなくなり、股関節が曲がり、さらに膝関節も曲がっていきます。こうして、いかにも老けた身体になってしまうわけです。

ここからもわかるように、自覚症状としては「足腰が弱ったな」と感じるのですが、

胸椎（背中）が丸くなり、腰椎（腰）が後ろに反る

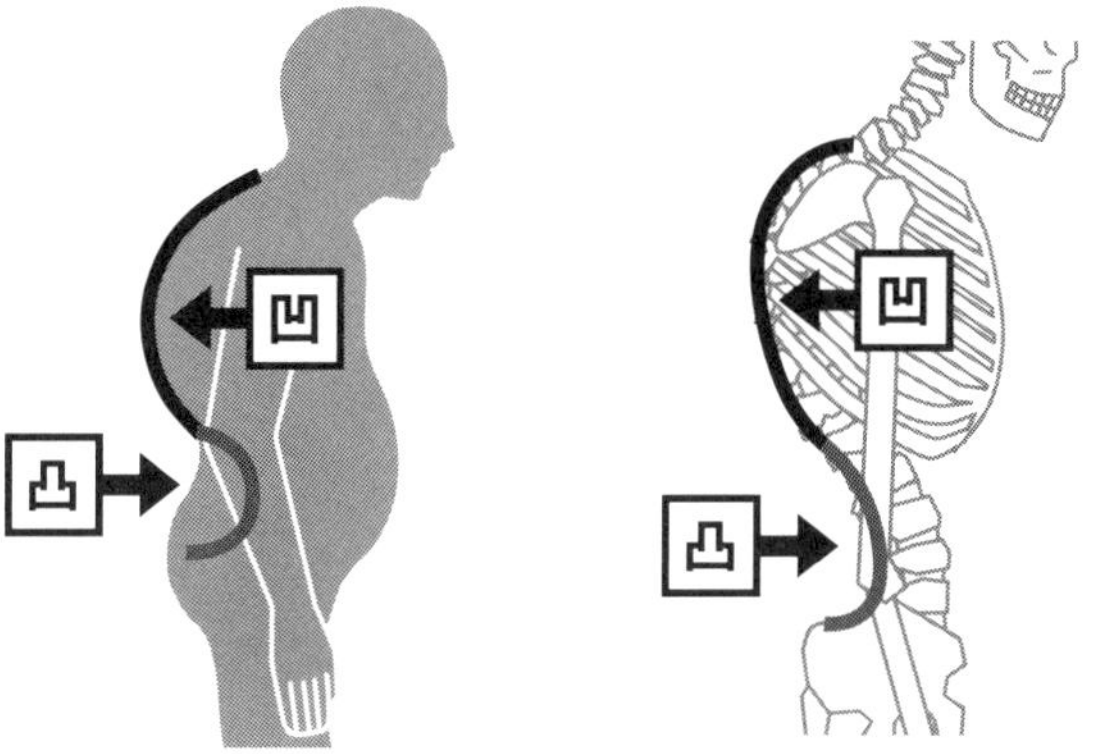

実は上半身の背骨に問題が発生して、それが膝や腰などの下半身に影響を及ぼしていくわけです。老化の出発点は、下半身ではなく上半身だったのです。

上半身から老化するというのは意外に聞こえるかもしれませんが、「足腰の衰え」という自覚症状よりもだいぶ前から無自覚に老化現象は進行しているのです。

ちなみに、胸椎の曲がりは加齢によって進むだけでなく、デスクワークで前かがみの姿勢を続けていくことでも同じような状況を生み出してしまいます。言い換えれば、もっぱら前かがみの姿勢で仕事を長年続けていくのは、老化を早めていくことを意味

するわけです。

膝が曲がったからといって膝を伸ばしても治らない

年をとって、膝関節や股関節の痛みに悩まされている人は多くいらっしゃいます。典型的な病気は、高齢の女性に多い膝関節変形症でしょう。膝関節が変形することで、不自然に力がかかってしまって膝周辺に痛みを生じる病気です。

膝に痛みが起きれば、たいていの人は膝を治そうと思うことでしょう。膝が曲がって痛いのなら、膝を伸ばせばいいというのは誰もが考えつくことです。実際に、膝の痛みを和らげるという「膝伸ばし体操」というのを見かけます。

しかし、膝が曲がったからといって、その周辺しか見ないのでは根本的な解決にはなりません。先ほど説明したように、膝関節が曲がったそもそもの原因は、膝ではなく胸椎にあるからです。背骨が曲がって重心が下がると、膝も自然と曲がってしまう

背骨の構造

背骨（脊椎）は1本の骨ではなく、椎骨と呼ばれるブロック状の骨が、積み木のように重なってできています。椎骨は、上から、頸椎、胸椎、腰椎、仙椎、尾椎に区分され、全部で約30個あります。うち、胸椎には肋骨がついています。椎骨と椎骨の間には椎間関節と弾力性のある椎間板があるため、前後左右に曲がることができるのです。

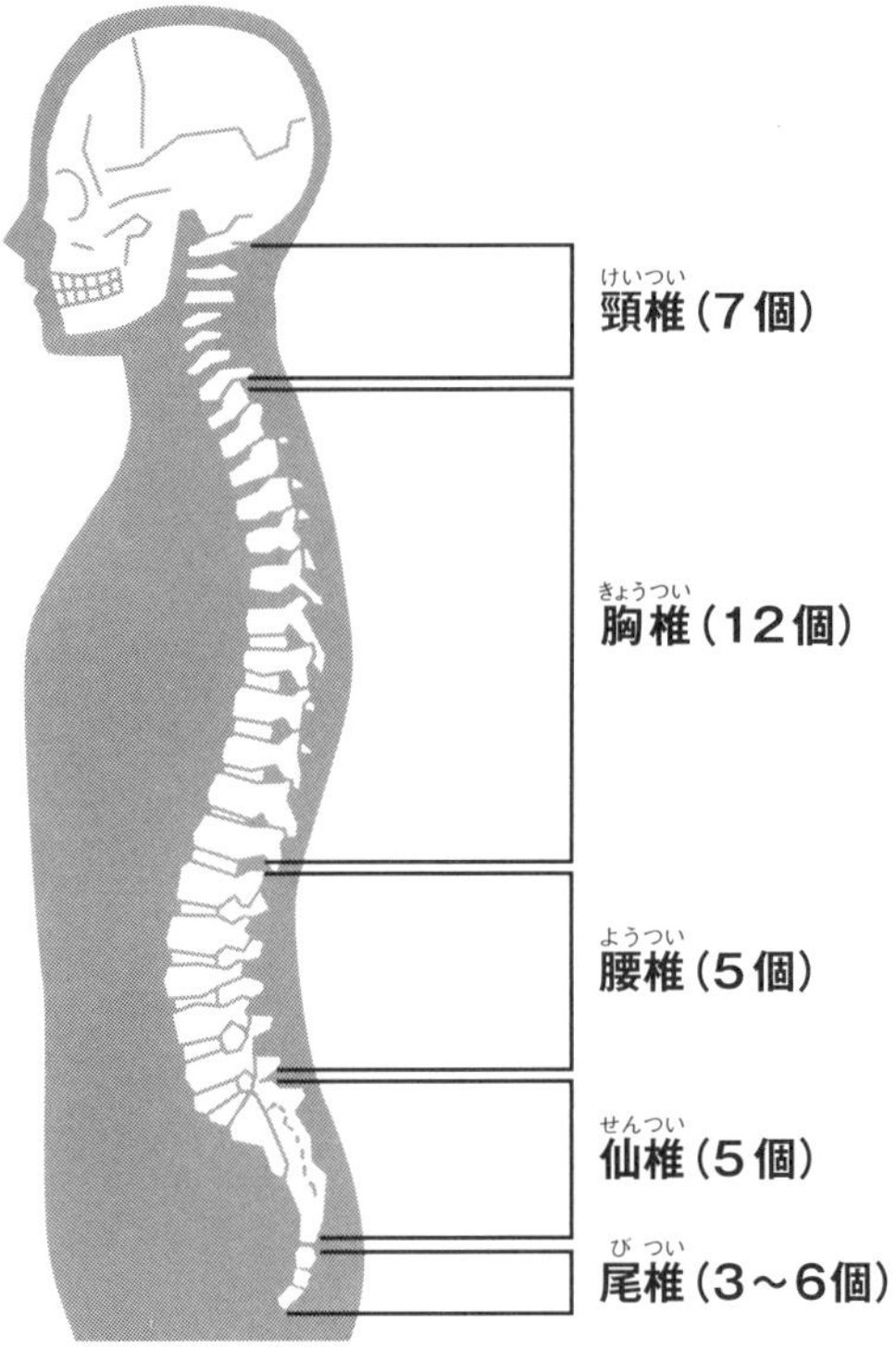

ものなのです。

ですから、原因を取り除かないことには、いくら膝を伸ばすトレーニングをしても治りません。一時的に痛みはおさまるかもしれませんが、背骨が曲がっている限り必ず再発します。なぜなら膝は意図的に「曲げた」のではなく、勝手に「曲がっていった」からです。

膝を伸ばすという対症療法ではなく、根本療法をしなくてはいけません。そうすれば、膝関節の痛みであろうと股関節の痛みであろうと、痛みをなくすことは十分に可能です。

軽い膝伸ばし体操くらいならばいいのですが、なかには膝を伸ばす筋肉を鍛えるためといって、自転車こぎなどのハードな運動をする人がいます。しかし、無理な運動をすると、かえって膝を痛める可能性があります。それどころか、背骨が曲がったまま無理に膝を伸ばすと、体のバランスがとれなくなってしまい、運動中に尻もちをドンとついて、圧迫骨折をする恐れもあります。

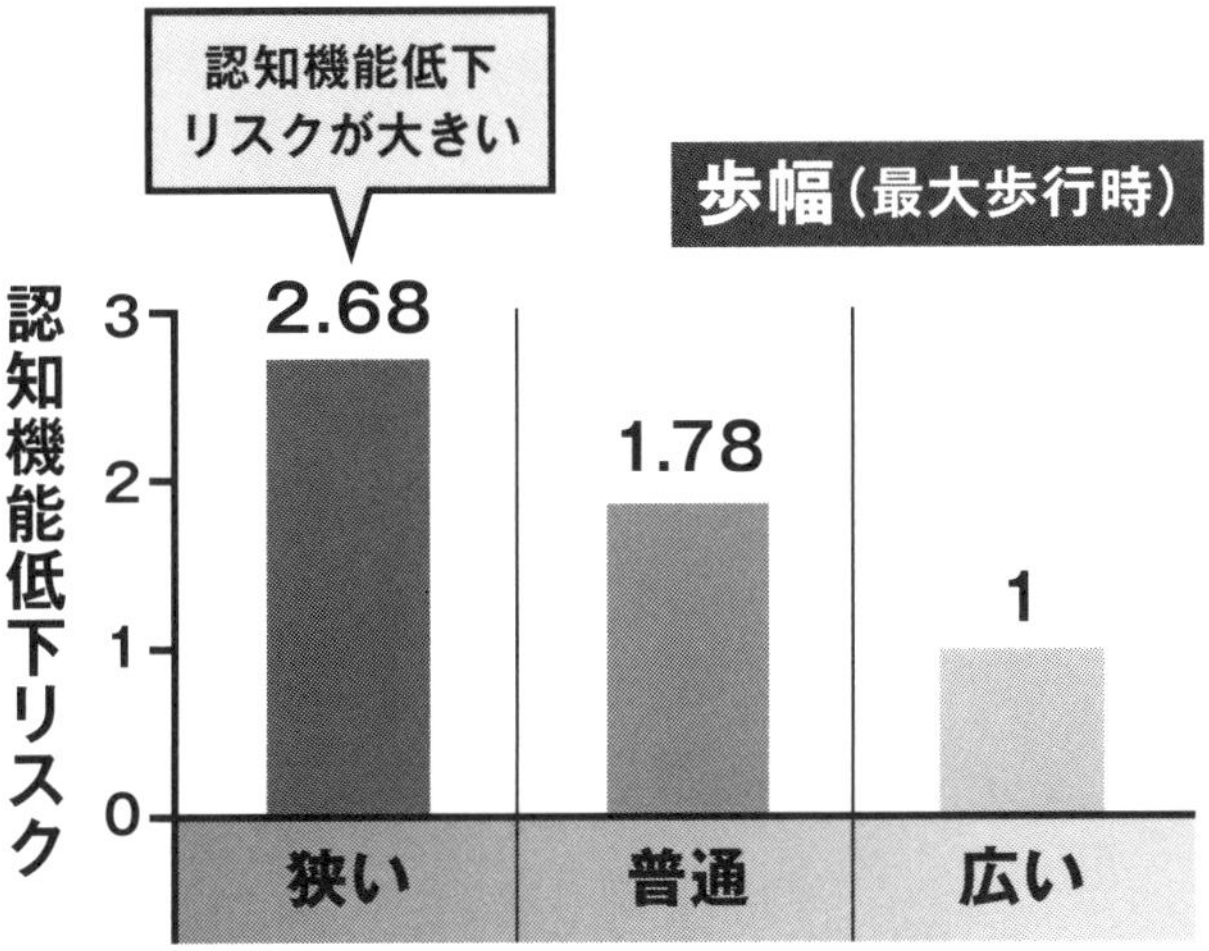

膝や腰の痛みは、その部分だけを見ていても、けっして治りません。身体全体のバランスを考える必要があるのです。

歩幅と認知症の関係

関節が曲がって重心が下がると、歩幅も自然と狭くなってしまいます。詳しい理由はあとで説明しますが、背中や膝が曲がってしまうと、歩きにくい姿勢になるだけでなく、着地ごとに関節に強い負担がかかってしまうためです。

そして、ぜひ知っておいていただきたい

のは、歩幅が認知症と関係があるということです。

地方独立行政法人 東京都健康長寿医療センターの研究によれば、認知機能の低下と関係している要素は、年齢が高いこと、一人暮らし、血液中の栄養状態を表す数値（赤血球数、アルブミン値）が低いことに加えて、歩幅の狭さが関連していることがわかったというのです。

これによると、対象となる高齢者を「歩幅が広い、普通、歩幅が狭い」の3つのグループに分けて、性別や年齢などの要因の影響を調整して調べたところ、「歩幅が狭い」グループは、「歩幅が広い」グループに比べて認知機能低下のリスクが、約3倍という結果が出ています。

さらに詳しく分析した結果では、男性の場合、速く歩いたときに歩幅が狭いグループは、広いグループに比べてリスクが約4倍。女性の場合、通常歩いているときの歩幅が狭いグループは、広いグループに比べて約5倍のリスクになることがわかったのです。

いいつもりのウォーキングで腰痛・膝痛のリスク増

「歩幅の狭い人は認知症のリスクが高いのなら、大股で歩けばいいのでは？」

誰もが、そう思うことでしょう。実際に、アンチエイジングや美容のために「大股で歩きましょう！」というキャッチフレーズを見聞きした方は多いでしょう。大股で歩くことで多くの筋肉が使われるため、代謝アップや筋力向上に有効だというのがその理由のようです。

しかし、年をとって歩幅が狭くなるのは、それなりの理由があるのです。重心が低くなって、大股で歩けないような筋肉や関節の状態になっているわけです。その状態のままに、ただ形だけ大股で歩くのは無理があります。

がんばって大股で歩こうとして脚を大きく踏み出すと、脚だけが先行して上半身がついていきません。取り残された上半身はのけぞってしまい、次の一歩を踏み出すには、上半身を無理やり前に持っていかなくてはならず、歩くたびに身体の前後動が大きくなります。一方、下半身はというと、脚だけが前に行って身体の重心は後ろに取り残されるために、地面に着いた脚の膝は深く折れ曲がってしまいます。

こうした動きによって、腹筋、背筋、とくに前ももの筋肉は過緊張を起こします。これを「鍛えている」と考えることも可能ですが、日常生活で道を歩いているときには、筋肉を鍛えるよりもスイスイ歩いたほうが気分がいいですし、なにより安全です。そもそも、この状態は「鍛える」のを通り越して、筋肉や関節を「酷使」しているというのが正確でしょう。

これを続けていけば、背骨が大きくのけぞることで腰痛のリスクは高まり、着地するたびに膝が深く折れ曲がることで膝痛のリスクも高まってしまいます。

とくに、高齢者はハムストリングス（もも裏の筋肉）が硬くなっている人が多く、そうした人が大股で歩こうとしてももを高く上げると、骨盤が後ろに傾いてバランスを崩してしまい、転倒の原因になりかねません。これでは、身体に良いとは、とうて

無理して「大股で歩く」とこうなる

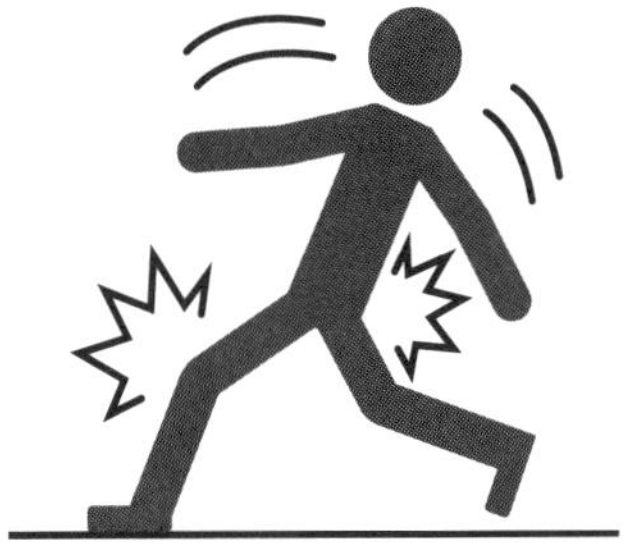

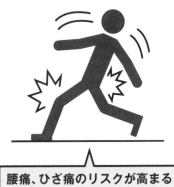

腰痛、ひざ痛のリスクが高まる

いいえません。

では、どうすればよいのかというと、無理に大股で歩こうとしなくても、自然と歩幅が広がる歩き方にすることです。そのためには、背骨や膝関節、股関節の曲がりをなくして、高い重心を取り戻すことが必要になるのです。

なぜ重心が落ちると動きにくくなるのか

「いくら重心が高くなっても、大股で歩いては筋肉に負担がかかるのではないか？」

そんな疑問が生じるかもしれません。腰を落として歩いたほうが楽ではないかと感じる人は多いでしょう。

しかし、それは間違いです。重心が低ければ低いほど、歩くために多くのエネルギーを必要とするのです。

自転車をこぐときのことを思い出してください。

サドルが高い位置でこぐのと、低い位置でこぐのでは、どちらが力が必要でしょうか。

サドルの低い子ども用の自転車に乗ると、お尻や太ももの筋肉をめいっぱい使っている感じがするでしょう。もっと違いがよくわかるのは、子ども用の三輪車に乗ったときのことです。サドルが低ければ低いほど、余計な力が必要になってきます。

それはなぜかというと、少し理屈が難しくなりますが、高い位置にあるサドルは、低い位置にあるサドルよりも、それだけ大きな位置エネルギーを持っているからです。

位置エネルギーとは「落ちるエネルギー」、あるいは「落ちたときに生み出される力」と言い換えるとわかりやすいかもしれません。位置エネルギーが大きいほど、大きな

サドルの位置の高さ、どちらがこぐの大変ですか？

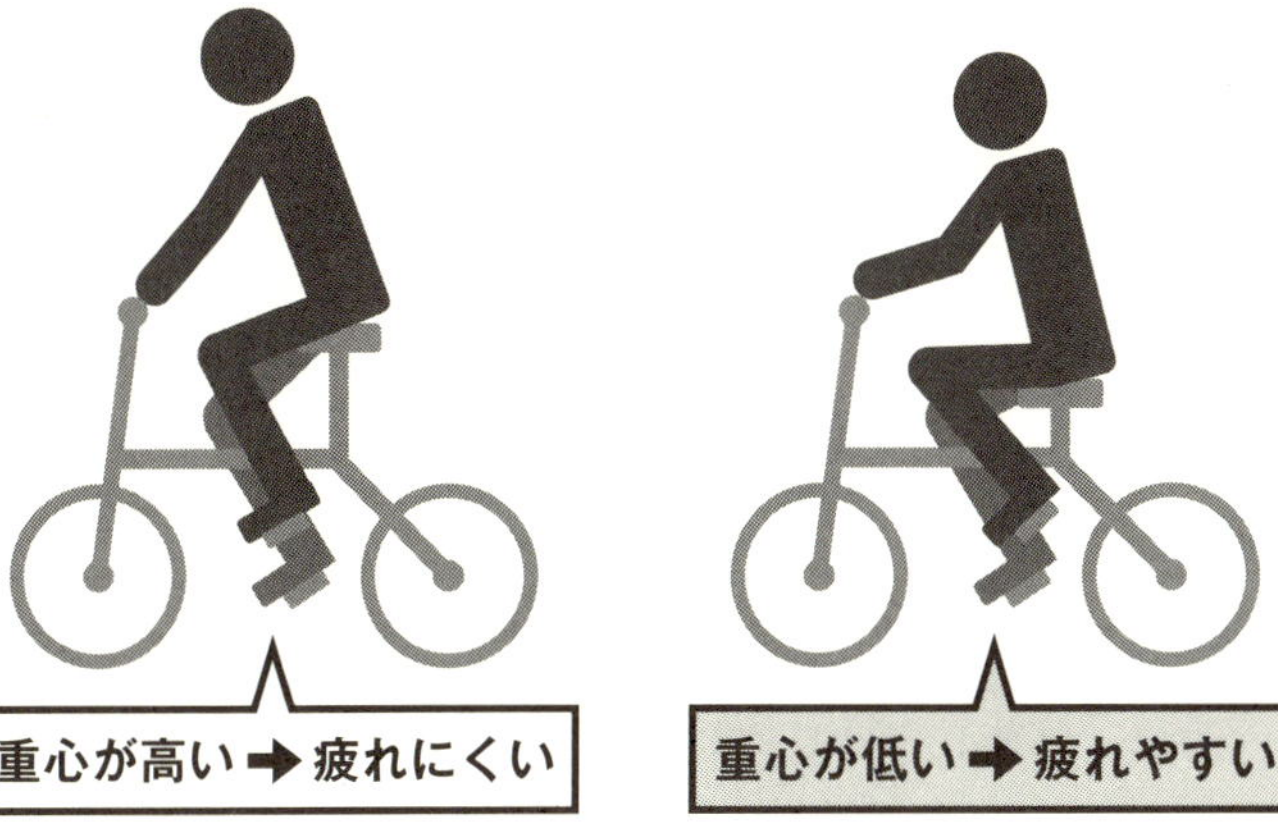
重心が高い➡疲れにくい
重心が低い➡疲れやすい

運動エネルギーを生み出すことができます。

スキーのジャンプ競技はその典型的な例です。スタート位置が高ければ高いほど、それだけ遠くに飛ぶことができることはご存じでしょう。スタート位置が高いということは、それだけ「落ちるエネルギー（＝位置エネルギー）」があることを意味します。その落ちるエネルギーを運動エネルギーに変えることで、ジャンプ選手は遠くまで飛ぶことができるのです。

ジャンプに限らず、位置エネルギーを運動エネルギーに変換することで、人やものは動くことができます。それは、自転車をこぐときも、歩くときも同じこと。重心が高いところにあればあるほど大きな運動エネルギーが生まれるので、使う筋力は少なくて済むのです。

ところが、重心が低いと位置エネルギーは小さくなります。その分だけ筋肉を懸命に収縮させることによって、運動エネルギーを補わないとなりません。その結果、疲れやすくなったり、膝関節や股関節に負担がかかったりするために、小股でよちよち歩くしかなくなってしまうのです。

試しに、膝を深く曲げて重心を落とした姿勢で歩いてみてください。膝を伸ばした場合に比べて、筋肉にかなりの負担がかかることがおわかりでしょう。

実際に、お年寄りに歩いてもらって筋電図を取ると、膝を伸ばすための前ももの筋肉が、長時間にわたって緊張状態にあることがわかります。これでは格好よく歩くことはできません。

いつまでも若々しく歩きたければ、サドルの位置をなるべく高くすること、つまり重心を高くすることが必要なのです。

重心を高くするには、骨盤を元の位置に戻せばいい

では、重心を高くするにはどうしたらよいでしょうか。

その説明をする前に、一つクイズがあります。

私たち人間の「脚」とは、どこから下の部分をいうのかご存じでしょうか。

おそらく、ほとんどの方は「大腿骨の付け根」だと答えると思いますが、そうではありません。解剖学的にいうと、骨盤の上の部分なのです。

なぜそれが問題になるかというと、「歩行」というのは一種の「振り子運動」の連続だからです。そのときに、振り子にあたるのは「脚」、つまり「脚の付け根」から「脚の着地点」の間の部分です。

そう考えれば、振り子が長ければ長いほど、振り子の振れ幅も大きくなることがわ

かるでしょう。つまり、自然に大股で歩くことができるようになるのです。
「そんなことをいっても、そう簡単に脚を長くするのは無理」
そう思われるかもしれませんが、けっしてそんなことはありません。脚を長くすることは可能なのです。先ほどは、脚の付け根は骨盤の上だといいました。ということは、骨盤上部が上がればよいわけです。

実は、年をとって胸椎が曲がることをきっかけにして、骨盤は後ろに傾いていきます。すると、脚の付け根である骨盤上部の位置が下がってくるために、「骨盤が落ちた」「骨盤が寝た」ともいう状態です。こうなると、バランスをとるために膝が曲がって、年寄りじみた歩き方になってしまいます。

これを解消するには、後ろに傾いた骨盤を前に起こして、骨盤を立てることが必要になってきます。もしそれができれば、骨盤上部の位置が上がります。すると、脚という「振り子」の長さが長くなり、自然と歩幅も広くなるはずです。「大股で歩こう」と無理に意識しなくても、大股で歩けるようになるわけです。

年齢や筋肉の量ではありません。骨盤位置が高くあることが重要なのです。

骨盤を「立てる」と脚が長くなり、歩幅も大きくなる！

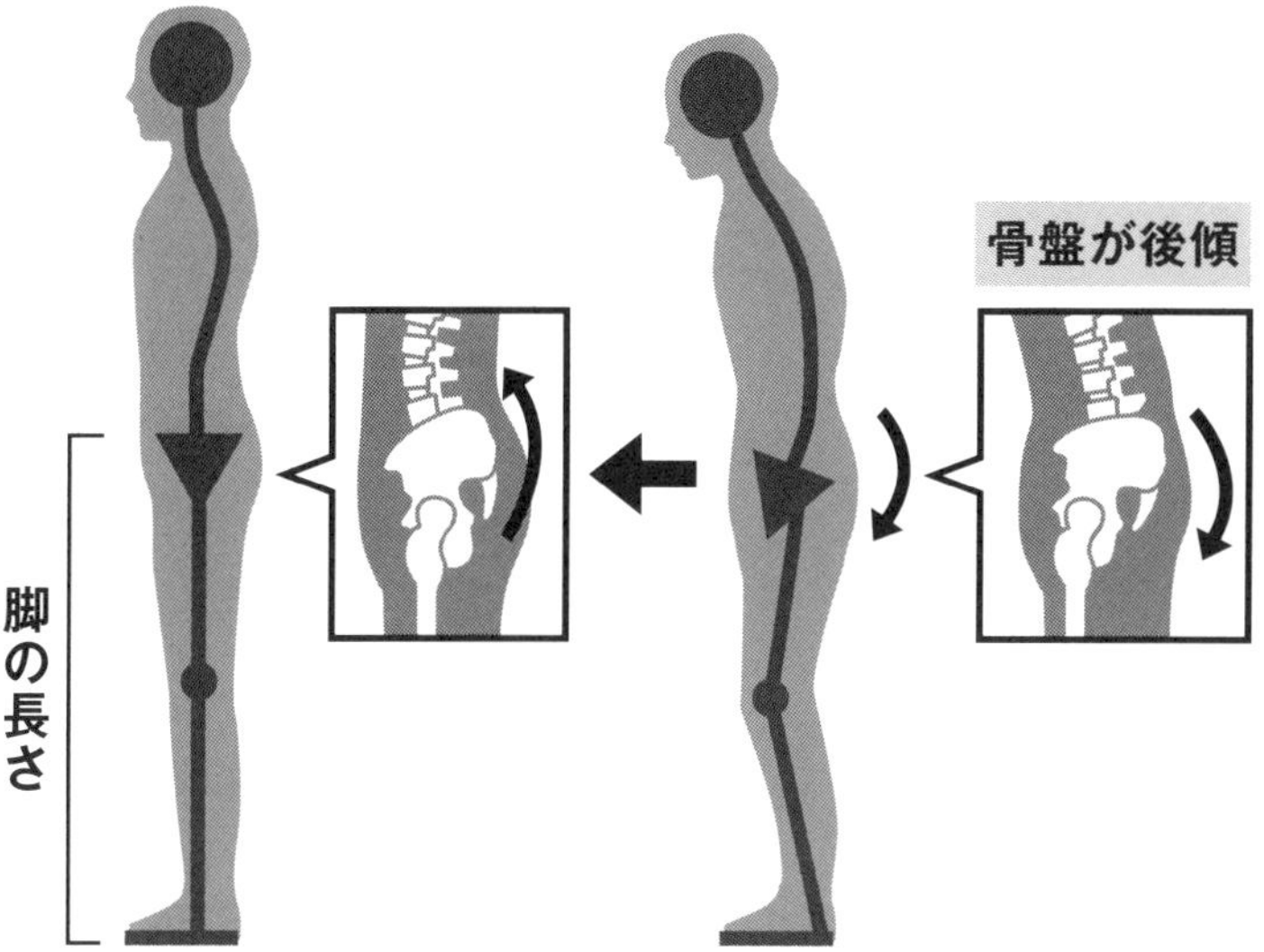

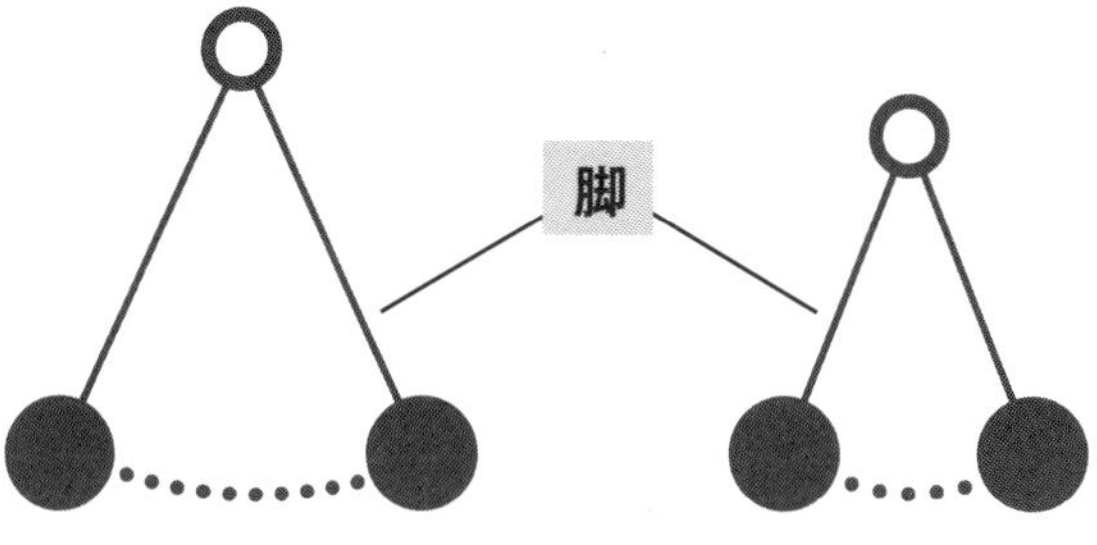

歩行を「振り子運動」と考えると、振り子の長さ（脚の長さ＝骨盤の上から着地点までの長さ）が長いほど、振れ幅（歩幅）も大きくなる。

「筋力をつければ老化を防げる」と思っていませんか

老けない身体をつくるために、筋力を補うことで対応しようという考えがあります。老いによって生じる機能の低下を、筋力が低下したためだと考えると簡単に説明がつくからです。

最近になって、中高年の方々の間で、筋トレがブームになっているのも、そうした発想があるからでしょう。いってみれば、筋力がつけばなんとかなるという「筋力信仰」です。

確かに、日常生活に支障が出るほど筋力が落ちてはいけませんが、だからといって、ただ筋肉を鍛えればよいというわけではありません。

筋トレ好きな人が陥りがちな問題は、闇雲《やみくも》にトレーニングをして、とにかく体を痛めつければ健康になるという発想です。これは、ただ「走れ、走れ」と選手を指導していた一昔前の運動コーチの考え方と変わりがありません。

　これを栄養摂取にたとえると、とにかくお腹をいっぱいにしろといっているのと同じこと。今の時代、なんでもいいから食べれば健康になると思っている人はいないでしょう。それが通用するのは、食料不足の時代の話です。食料が十分に行き渡っている現代では、どの栄養をどうとれば良いのかというほうが、はるかに大事だということはおわかりと思います。

　たとえば、血圧が高めの人と腎臓に疾患がある人とでは、栄養のとり方が違ってくるのは常識として誰もが知っています。ところが、運動となるとそうではないのです。

　その人が必要としている栄養のとり方をしないと健康にならないように、その人に不足している〝動作〟を補給してあげなければ健康になれないのは当然のことなのです。なにも考えずにとにかく運動をすれば元気になると考えるのは、食事でいえば暴飲暴食をして健康になろうとしているようなもの。ただ筋肉をつければいいと考えるのは、あとで述べるように、意味がないだけでなく下手をすると逆効果になりかねません。

もちろん、私は運動や筋トレを否定しているのではありません。今の自分にとって、どの関節を動かすことが必要であり、そのためにはどの筋肉に注目すべきなのかを考えていただきたいのです。

屈筋と伸筋の関係を知っておこう

ここで、筋肉について、ごく基本的なことを頭に入れておきましょう。

筋肉というのは、収縮することによって、身体のさまざまな部分を動かす働きをもっています。このうち、骨にくっついて（付着して）骨格を動かす働きをもつものを「骨格筋《こっかくきん》」、内臓を動かす働きをもつものを「平滑筋《へいかつきん》」といいます。

一般に、私たちが「筋トレをする」「筋肉を鍛える」というときには、骨格筋を指しています。筋肉は収縮することで力が出るので、筋肉を鍛えるということは「筋肉がきちんと収縮できる力を手に入れる」と言い換えることができます。

屈筋と伸筋の関係

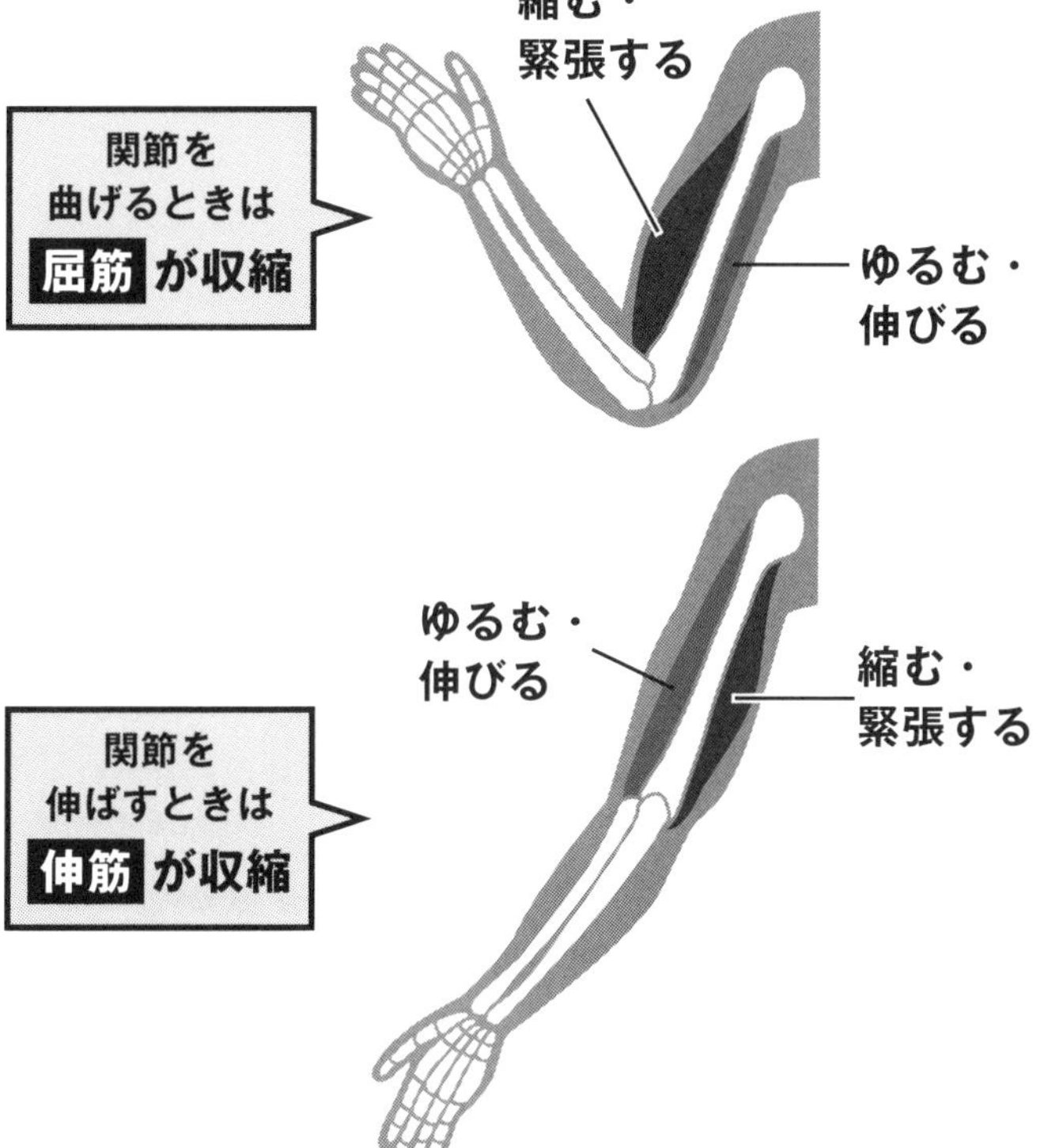

たとえば、ひじを曲げるときは、「屈筋」である上腕二頭筋（力こぶの部分）が収縮して、その力で腕が曲がる。逆に、ひじを伸ばすときは「伸筋」である上腕三頭筋が収縮して、その力で腕が伸びる。このように、関節のまわりは、屈筋と伸筋がセットで働いている。

先ほども書いたように、筋肉の端の部分は骨に付着しており、筋肉が収縮することで骨を動かすことが可能になります。つまり、私たちは筋肉を適切に収縮させることで、立ったり歩いたり、ものをつかんだりといった、あらゆる行動をスムーズにできているわけです。

そして、骨格筋には大きく分けて2種類があります。関節を曲げる（屈曲させる）ための「屈筋」と、関節を伸ばす（伸展させる）ための「伸筋」です。

屈筋と伸筋はセットで働きます。

腕を曲げる（ひじ関節を屈曲させる）場合を例にとるとわかりやすいでしょう。腕の曲げ伸ばしに関係する屈筋と伸筋のセットは、力こぶになる上腕二頭筋《じょうわんにとうきん》と、その裏側に付いている上腕三頭筋《さんとうきん》です。

ひじを曲げるときは、屈筋である上腕二頭筋が収縮して、その力で腕が曲がります。そのとき、反対側の上腕三頭筋はゆるんで（弛緩《しかん》して）います。逆に、曲がったひじを伸ばすときには、伸筋である上腕三頭筋が収縮して、上腕二頭筋はゆるみます。

このように、関節の周囲では常に屈筋と伸筋がペアになって働いています。筋肉がペアになって働くことで、「曲げる・伸ばす」という反対の動作が可能になるわけです。

鍛えるべきは、関節を伸ばす「伸筋」だった

背骨に対してもまた同じように、屈筋と伸筋が存在します。

それでは、背骨を曲げる筋肉と伸ばす筋肉のどちらを鍛えるのが、「老けない身体」につながるでしょうか。

それは明白でしょう。背骨を伸ばす伸筋を鍛えたほうが背すじも伸びて、重心位置が高く前方へと変化することで重心移動がスムーズになります。

つまり鍛えるべきは、関節を曲げる「屈筋」ではなく、関節を伸ばす「伸筋」なのです。

これは、膝関節や股関節でも同じこと。老化によって、関節が曲がる現象に対抗するには、伸筋を活性化させることが大切なのです。

誤解のないようにいえば、もちろん屈筋も大切な筋肉であることは間違いありません。しかし、関節は年をとれば自然と曲がっていきます。屈筋と伸筋のバランスを考えれば、わざわざ屈筋を鍛える必要はありません。少なくとも「老けない身体」づくりを目的とするならば、屈筋を鍛えるのは間違いといってよいでしょう。

そもそも、私たちの生活では屈筋がはるかに優位になっています。加齢以外の要素でも、パソコンやスマートフォンの操作が増えると、若い人でも屈筋が強くなりがちです。

すると、背骨や股関節、膝関節が曲がったままの姿勢で固定されてしまいます。筋肉も縮こまり、血液循環が悪くなって腰痛、膝関節痛、肩こりの原因になってしまうのです。

一方、伸筋と屈筋のバランスがとれると、こうした関節が伸びることで、高い重心位置で身体を支えます。

ロコムーブは、こうした老けない身体を目指すメソッドです。

老けたくないなら、こんな筋トレは逆効果

闇雲にトレーニングをすることは、暴飲暴食と同じだと書きました。効果がないどころか、老けない身体をつくるために逆効果になる場合さえあるのです。

なかでも、逆効果になりうるトレーニングの代表的なものが腹筋運動（シットアップ）です。どなたもご存じの代表的な筋トレの一つで、仰向けに寝て上半身を起こしたり寝かせたりする運動のことです。

体幹を鍛えたい、お腹をへこませたい、腹筋を割りたいといったことを目指して、腹筋運動を基礎トレーニングに取り入れているジムもありますが、私のところでは一切行っていません。

その理由は、腹筋運動で鍛えられる腹直筋《ふくちょくきん》が屈筋に属するからです。腹直筋は肋骨と骨盤をつないでいる筋肉ですから、この筋肉が収縮する力をつければ、身体の前側

で肋骨と骨盤の位置（距離）が縮まります。結果的に、背骨が曲がることは容易に想像できるでしょう。

つまり、腹直筋を鍛えるということは、言い換えれば、背中を丸くする力をつけているということなのです。しかし、背骨は年をとれば誰だって曲がってきます。もともと曲がっていくものに対して、わざわざ曲げるトレーニングをしてもメリットはありません。

それどころか、本書の冒頭で述べたように、背中が曲がればバランスをとろうとして、腰椎、股関節、膝関節も曲がって重心位置はどんどん下がっていきます。つまり、老化対策になるどころか、かえって老化を促してしまうわけです。

もちろん、腹筋自体が大切ではないというのではありません。腹筋は人体にとって重要な筋肉の一つです。内臓を外からの衝撃から保護したり、身体を支えたりするほか、呼吸や排便排尿にも関わる重要な筋肉です。腹筋はとても大切な筋肉ですが、一般的な「腹筋運動」があまり好ましくないといえるのです。

老けないために
体の前面（屈筋）を鍛えるのは間違い

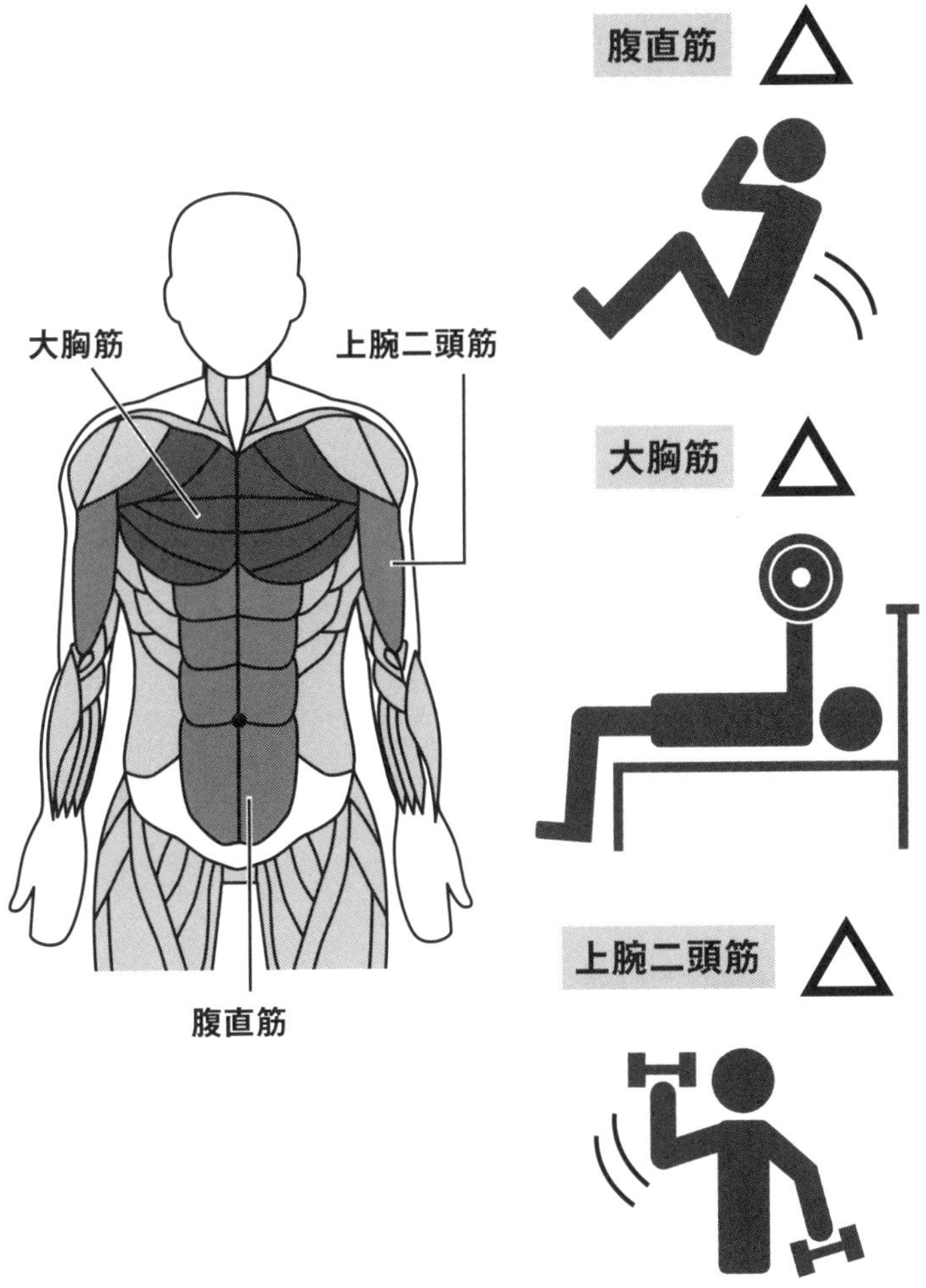

わざわざ苦しい思いをして、老化とともに丸くなっていく背中をさらに丸くするための運動をする必要はありません。それよりも、優先して鍛えるべき筋肉がほかにあるのです。

筋肉を鍛える目的は何か

老けない身体づくりのために「やってはいけない」筋トレは、腹筋運動だけではありません。

寝た状態でバーベルを持ち上げる「ベンチプレス」や「腕立て伏せ」、ダンベルやバーベルを持って腕を曲げる「アームカール」も同様です。どちらも、筋トレを始めようとする人が、まっさきに取り組むことの多い運動ですが、老化防止という観点からはおすすめしません。

ベンチプレスや腕立て伏せで鍛えられる主な筋肉は、胸にある大胸筋《だいきょうきん》です。大胸筋の活動は肩甲帯の屈曲といって、鎖骨を閉じ、肩を丸めてしまいます。

ボディビルをやっている人が、盛り上がった筋肉を見せつけるように、肩を内側に寄せている様子を見ることがあるでしょう。あれが通常の状態になるわけです。要するに、前かがみの姿勢になるわけです。


一方、アームカールで鍛えられる主な筋肉は上腕二頭筋といってひじを屈曲させるために働く屈筋です。ダンベルでアームカールをしている方々は、腕を鍛えるために行っていると認識していますが、具体的には「ひじを曲げる力を鍛えている」と言ったほうが正しいのです。

果たして、そんなにひじを曲げる力が必要な場面は人生で頻繁にあるでしょうか？食べる・飲むといった行為には必須の筋肉ですが、そのために鍛える必要がないことは言うまでもありません。

もちろん、ボディビルダーのように、とにかく筋肉を大きくしたいというのならば、こうした運動をする意味はあるでしょう。誤解のないようにいえば、そういう目的をもって筋トレをすることを否定する気は毛頭ありません。それも一つの考え方であり生き方です。

しかし、本書のテーマである「老けない身体づくりをする」という観点に立つと、まったく逆効果だというわけです。

老化とは、重心が下がる現象であり、関節が屈曲していく現象です。ですから、関節を曲げる働きをもつ屈筋を鍛えるのは意味がないわけです。逆にいえば、老けない身体をつくろうと思えば、曲がっていく関節を伸ばす（伸展させる）伸筋に注目すべきなのです。

見た目を変えるには、身体の「前面」より「後面」に注目を

それでは、なぜ多くの人は腹筋運動（シットアップ）やベンチプレスのような、きつい筋トレをするのでしょうか。

それは、身体の前側は自分の目で直接見えるからでしょう。腹直筋や大胸筋、三角筋のように身体の前面にある筋肉は、鏡で見えますし手で触れられます。こうした筋肉がもりもりと発達すれば、いかにもいい身体になったという気分になるのでしょう。

その裏には、「よく見られたい」という気持ちが含まれているはずです。事実、テレビでは、「腹筋が割れる」ことを目指して筋トレに励むという企画を見ることがあります。もちろん、他人の目を気にすることは当然のことであり、それで自分を磨くことができれば悪いことではありません。

しかし、こうした身体の前面に付いている筋肉の多くは屈筋です。屈筋を鍛えれば鍛えるほど、関節が曲がりやすくなってしまい、長い目で見ると老いを促すことになり、見た目も悪くなってしまうのです。

一方、やせることを目的として筋トレをする人もいます。筋肉の量が増えれば基礎代謝も上昇するために、筋肉をつけることで消費カロリーを大きくしたいという発想です。しかし、筋肉の増量に頼ってやせることを期待するには、かなりの筋肉をつけなくてはなりません。たとえ、思い通りにやせることができたとしても、屈筋ばかりが鍛えられて関節を曲げる力が強くなるのでは、とくにシニアにとって意味がないばかりか、けがのリスクも高まってしまいます。

よく考えてみてください。やせることに目を奪われて、老けやすい身体になっては元も子もありません。繰り返しになりますが、老いとは重心位置が下がることを意味しています。それは、見た目の印象における「老い」についても同様です。

私たちは、背すじがピンとして高い重心位置で歩く人のことを「かくしゃくとしている」といいます。その反対に、重心位置が低い姿勢で歩く人は「よぼよぼしている」と感じてしまいます。それは、やせていようがいまいが、関係ありません。いや、やせていて、よぼよぼしていたら、ますます見すぼらしくなってしまうのではないでしょうか。

70代、80代になったときに、他人の目から見て「若々しい」と感じるのは、やせていることなのでしょうか、それともかくしゃくとしていることなのでしょうか。じっくりと考えていただきたいのです。

かくしゃくとして若々しく見られたいのなら、自然と広い歩幅になるような重心位置の高さを獲得することです。歩幅が無理なく10センチでも広くなったら、余裕のある堂々とした動きに見えるでしょう。そして、背すじを伸ばして、胸郭を広げて歩くことができれば、見た目のよさにとどまることなく、健康的で「老けない身体」をつくることもできるのです。

では、それにはどうすればよいのでしょうか。

若さのカギを握る「広背筋」とは

ようやく本書のポイントにさしかかってきました。

重心位置の高さは、若々しさに直結します。そして、その重心位置の高さを左右するのが、本書のサブタイトルにある広背筋《こうはいきん》の働きなのです。

ちょっとここで、広背筋について簡単に説明しましょう。広背筋とは、背骨（胸椎）、骨盤、肋骨に付着している筋肉です。詳しく言うと、一方は上腕骨の肩関節の近くに付着しており、そこから脇の下を通って、一部は肋骨に付着しつつも、さらにそこから伸びて、背骨と骨盤に付着しているのです。

左の図で見ておわかりのように、広背筋は人体最大の面積をもつ筋肉であると同時に、骨盤と腕をつなぐ、すなわち腕と脚を直接つなぐ唯一の筋肉です。なんとも不思議な付き方をしていることがおわかりでしょう。付着している骨がとても多いのが特徴です。

この「身体の背後で、さまざまな箇所に付着している」というのが広背筋の重要性を示すポイントです。つまり、この広背筋がうまく機能して伸縮する力が強まることで、さまざまなメリットが得られるわけです。

なかでも広背筋がもつ重要な特徴は、「広背筋が骨盤に付着している」という点です。広背筋が収縮することで、脚の付け根である骨盤の上部が引き上げられ、その結果、後ろに傾いていた（下がっていた）骨盤全体がきちんと立つのです。これが、「骨盤のクレーン効果」です。

「広背筋」を動かせば、全身がよみがえる理由

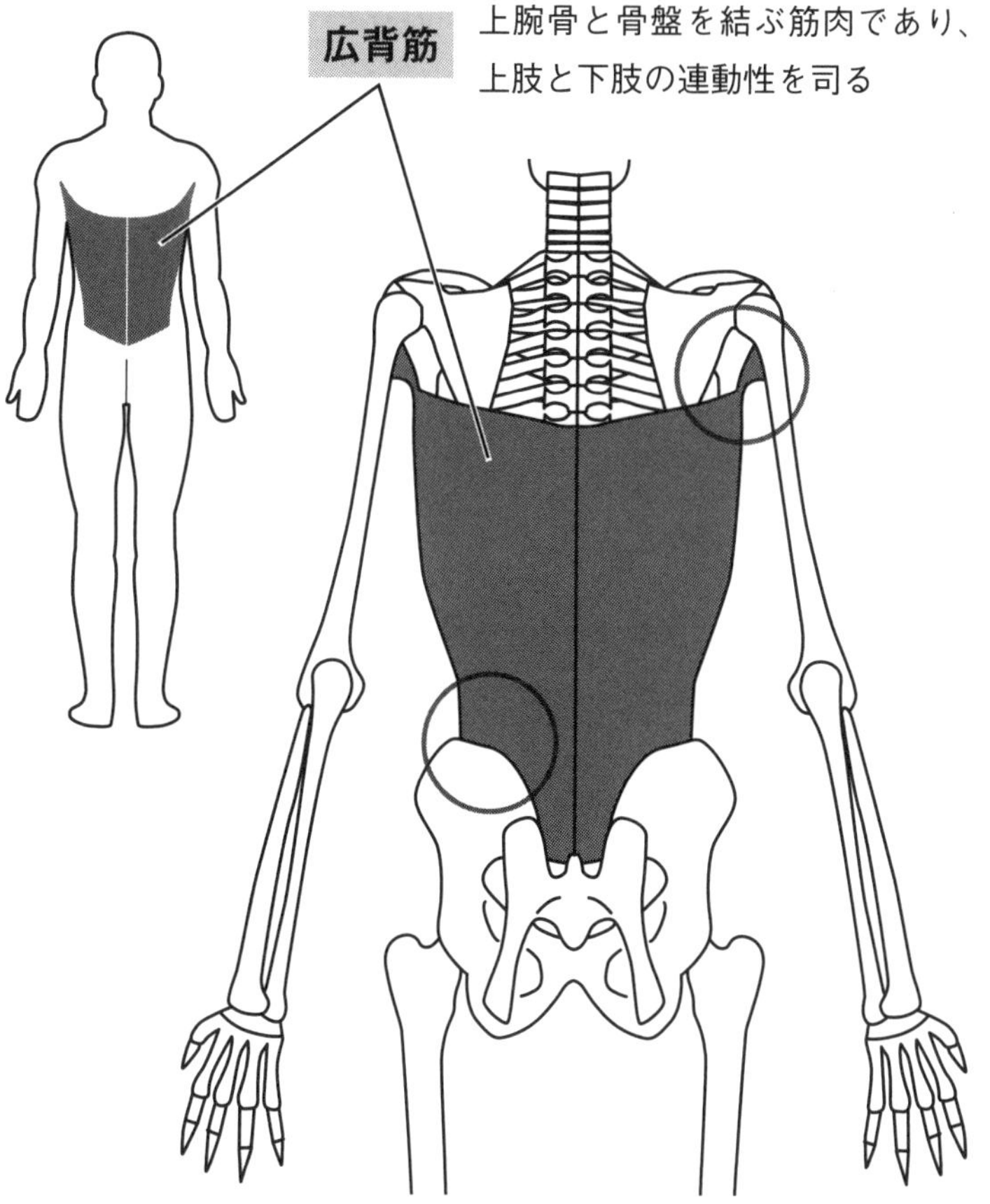
広背筋
上腕骨と骨盤を結ぶ筋肉であり、
上肢と下肢の連動性を司る

上半身と下半身を直接つなぐ人体最大の筋肉である「広背筋」を使うことによって、骨盤を引き上げ背骨などの関節を一気に伸ばすことができる。

自転車のサドルのたとえを思い出してください。骨盤が立つということは、サドルの位置が引っ張り上げられることを意味します。そうなると、重心が高くなって、力を入れなくても自転車がこげるようになります。これと同じように、歩くときに余計な力が入ることなく、軽々と歩くことができるようになるのです。同時に、重心が高くなるので、自然と歩幅も広くなるのです。

ロコムーブを実践した方は、短い時間にもかかわらず、そのあとで「まるで羽が生えたように軽く歩けるようになった」とみなさんおっしゃいます。それは、広背筋を使えるようになることで、骨盤のクレーン効果が生まれることが大きな理由です。

なぜ、広背筋を活用すると、身体機能が一変するのか

後傾した骨盤がきちんと立つことで、ほかにもいい影響が生じます。臀筋《でんきん》やハムストリングス（裏ももの筋肉）などの股関節伸展筋群（股関節を伸ばす機能を持つさま

ざまな筋肉）の柔軟性が高まることも、その一つです。

とくに、ハムストリングスは加齢によって硬くなる傾向があり、股関節をうまく伸ばすことができなくなる原因となっています。筋肉は、ただ縮めばいいというわけではありません。必要なときに収縮したり、あるいはゆるんだりすることで機能するのです。ずっと硬く縮こまってしまっては、うまく関節を動かせません。

その点、クレーン効果で骨盤が引き上げられれば、股関節伸展筋群が伸長します。ストレッチされるわけです。縮こまっていた筋肉がストレッチされることで弾力性を得て、収縮する力をもつことになるわけです。

股関節伸展筋群が機能して股関節がうまく伸展できるようになると、歩くときに身体をスムーズに前に進ませることができるようになります。重心が高くなることとあいまって、少ない力で前に進めるようになるのです。

歩くときだけではありません。広背筋は胸椎と肋骨にも付着しているので、うまく活動することで、縮こまっていた胸郭を広げてくれます。

要するに、広背筋を機能させることは、骨盤を引き上げて、肩を開くように身体を動かし、老化にともなって曲がっていた背中を無理なく伸ばしていくのです。

私は高齢者の方々へのロコムーブ実施を通じて、歩き方にも大きな変化をもたらすことに気づきました。それまで、小股でチョコチョコ歩きに近い状態だった人が、歩幅が自然と10センチほど広がり、例外なく歩くスピードが速くなったのです。足腰の痛みが少なくなったとおっしゃる方はもちろん、姿勢がよくなったことで身長が2、3センチ伸びたという方も多くいらっしゃいます。

「筋肉のオン・オフ」を利用して広背筋に働きかける

骨を動かす筋肉には、屈筋と伸筋があることは、すでに述べた通りです。

ある関節を動かそうとする場合、その関節を伸ばすための伸筋と、曲げようとする屈筋とが同時に働いてしまうと、力ばかりが入ってしまって関節は動きません。これは当たり前のことで、どちらかが収縮して他方が弛緩するから関節はスムーズに動く

拮抗筋のオンとオフの相反抑制

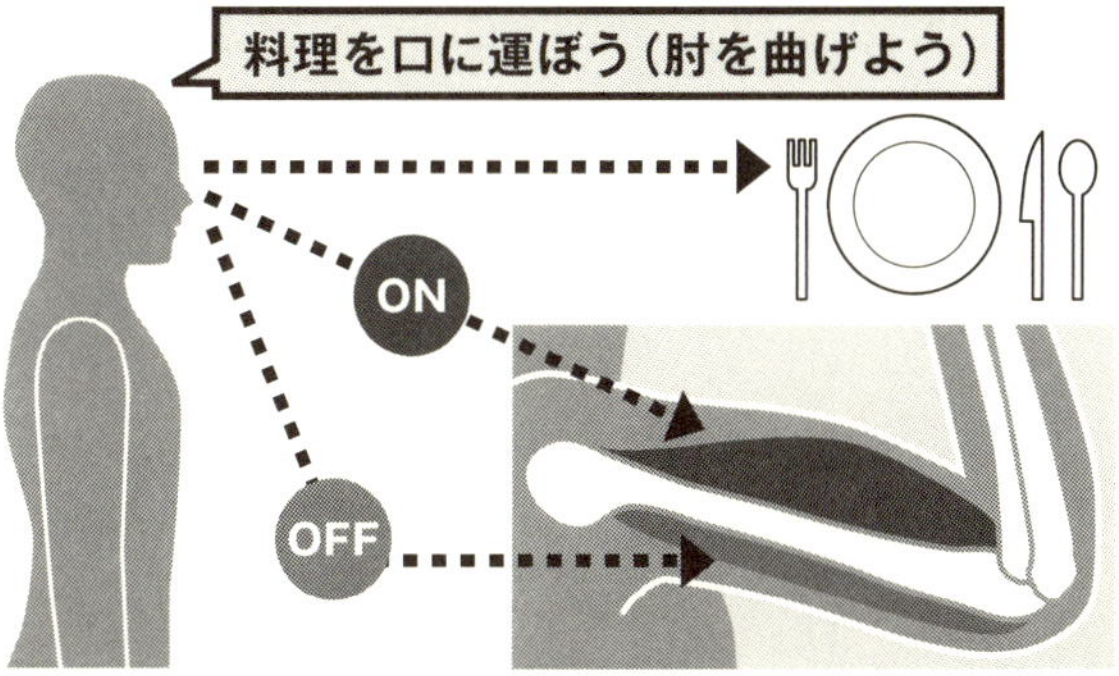

筋肉は一対のペアとなる筋肉があり、どちらかの筋肉が働く（ON）と、対の筋肉は自動的にゆるむ（OFF）。

のです。このような関係にある伸筋と屈筋の関係を、拮抗《きっこう》筋と呼びます。

ここでも、わかりやすくするために、上腕二頭筋（力こぶの筋肉）と上腕三頭筋を例にとりましょう。

ひじをグイッと曲げようとすると、屈筋である上腕二頭筋が収縮し、伸筋である上腕三頭筋はゆるんで（弛緩して）働きません。逆に、ひじを伸ばすときには、上腕三頭筋が収縮して、上腕二頭筋がゆるみます。

なぜこのような働きができるかといえば、脳から同じタイミングで2つの筋肉に命令を出しているからです。

ひじを曲げるときには、上腕二頭筋にオ

ンの指令を出すと同時に、上腕三頭筋にオフの指令を出しています。また、ひじを伸ばすときには、上腕三頭筋をオンにするとともに、上腕二頭筋をオフにしてスムーズな関節運動を実現しているのです。

このように、どちらかの筋肉が働くと、対となったもう一方が働きを止めるという神経と筋肉の仕組みを専門用語で「相反抑制《そうはんよくせい》」と呼んでいます。私たちがスムーズに立ったり歩いたりできるのも、相反抑制のおかげなのです。

オン・オフの関係になる拮抗筋のペアは決まっています。首を前後に曲げるのも、足を内外にひねるのも、必ず筋肉のペアがあります。そして、筋肉のペアは一対一とは限らず、動きによっては複数対複数の筋肉の組み合わせになることもあります。

では、広背筋の拮抗筋とは、どの筋肉でしょうか？　それは、大胸筋、腹直筋、僧帽筋上部など、身体の前面にある屈筋です。広背筋は大きな筋肉なので、拮抗筋も数多くあるのです。つまり、広背筋をオンにすれば、重心を下げる原因となっている各屈筋群を同時にオフにすることができるのです。

広背筋の働きと肩こり・腰痛解消のメカニズム

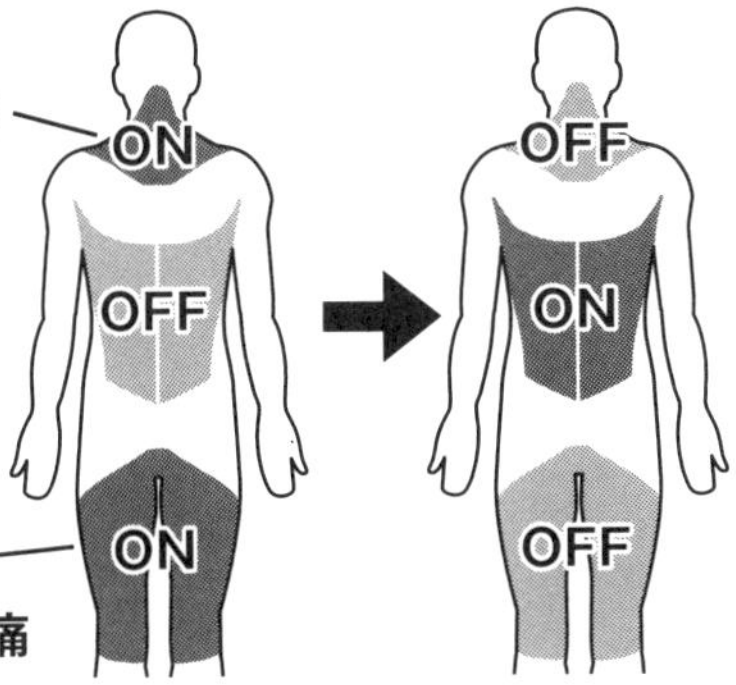

相反抑制を用いれば、対になっている広背筋を活動させることによって、肩こりの原因・僧帽筋や座骨神経痛の原因になるハムストリングス（裏もも）をゆるめ、痛みを解消することができる。

ロコムーブは単なるストレッチではない

本書のテーマは、老けない身体をつくることにあります。その最終的な目的は、関節の屈曲や骨盤の後傾を修正することで、加齢によって下がってしまった重心を上げることにあります。

ところが、それを邪魔しているのが、大胸筋や僧帽筋上部をはじめとする身体の前側にある屈筋群です。加齢やデスクワークによって、こうした筋肉がカチカチに硬直しているために、胸郭が広がらず姿勢が直らないのです。

もちろん、カチカチになった筋肉にストレッチをかける（伸長させる）という方法があるのですが、関連する筋肉一つ一つにアプローチするのは容易ではありません。

そこで、私が注目したのが広背筋でした。数多くの拮抗筋をもつ広背筋を機能させることで、硬直している屈筋群を一斉にストレッチさせることができるのではないかと考えたのです。

ロコムーブのメソッドは、広背筋を活動させてオンにすることで、身体の前面にある屈筋をオフにして弛緩させ、そのゆるんだ屈筋にストレッチをかけることにより、縮こまっていた胸郭を無理なく広げ、老化による重心の低下を防ぐものです。それを、シンプルな動きで同時に実現させるのがロコムーブの大きな特長なのです。

「広背筋なら、ジムで鍛えているよ」という人がいるかもしれません。

しかし、広背筋を鍛えるためのジムの筋トレというのは、多くの場合、広背筋の上半身の役割を重視し、広背筋の重要な付着点である骨盤・股関節といった下半身の役割を軽視しがちです。そのため、腕で重りを強引に引っ張る種目や、イスで骨盤を固定したままの種目が多く見られます。

とくにイスに座って行う種目の場合、骨盤の位置を固定させたままの動作となります。そうすると、広背筋の両端を動かすことができないのです。

ロコムーブでは、骨盤を固定しない状態で広背筋の力を呼び覚まします。その結果、広背筋の筋肉の両端である上腕骨と骨盤の動きが解放され、筋肉の伸縮が大きくなります。専門用語では、これを「開放性運動連鎖」と呼んでいます。

ロコムーブの動きの特長は、広背筋を最大限伸び縮みさせることで、老いの原因ともいえる複数の屈筋群を同時にアプローチすることにあります。

拮抗筋にあたる大胸筋や僧帽筋にとどまらず、骨盤のクレーン効果を通じて、やはりシニア世代の方々が硬直しがちなハムストリングスに対しても、柔軟性を一気に取り戻すことができるのです。

通常、ヨガやピラティスなどで強くストレッチした直後に動きやすい感覚を得られることはありません。ところが、ロコムーブの場合は、強烈に見えるストレッチをしても、直後に身体に羽が生えたように軽くなるのが特長です。

ロコムーブは単なる筋トレでもない

ロコムーブは、単なる筋トレでもありません。

このトレーニングは、筋力をつけることを目的にしたものではありません。

ロコムーブの最大の特徴は、理に適った関節の動かし方を神経系に学習させるためのトレーニングといってよいでしょう。単なる「筋トレ」ではなく、「脳トレ」の一種といってよいものなのです。

それを説明するために、「脳ー神経系」の重要性をまずお伝えします。

私たちが思うように身体を動かせるのは、必要に応じて適切な筋肉を適切なタイミングで収縮させることによって、骨や関節を動かしているためです。そして、その筋肉は何が動かしているのかといえば、それは脳を主体とした神経です。

逆にいえば、筋肉をいくら鍛えていても、神経がきちんと働いていなくては思うように身体を動かすことはできません。筋肉を動かすのは、脳から神経系を通じて伝えられる命令であって、神経が働いていないと、脳の命令が正確に得られないからです。脳梗塞《こうそく》や交通事故で神経に障害を受けて麻痺してしまったケースを考えてみるとわかりやすいでしょう。

筋肉や骨にさほど損傷がなくても、脳や脊髄といった神経に損傷を受けてしまうと、どんなに屈強な筋肉と骨を持ち合わせていても動くことができません。損傷の箇所や度合いによっては、思うように歩くことも、カップを持つこともできなくなるのです。

先ほどは、相反抑制のシステムを説明しましたが、このシステムも神経と筋肉の制御システムの一つなのです。ところが、神経系に障害があって、拮抗筋の双方に同時にオンの信号が送られてしまっては、思うように動かすことができないのはおわかりでしょう。

いってみれば、脳を主体とした神経が筋肉の司令塔であって、筋肉は神経の優秀な部下といえます。

正しい身体の動かし方を神経に刷り込むトレーニング

筋肉の働きは神経がつかさどっています。筋肉のこりや関節のゆがみに対して、整体やマッサージをして一時的に症状が緩和されても、いつのまにか元に戻ってしまうその理由は、根本原因が筋肉や骨にあるのではなく、脳－神経系にあるからです。

整体やマッサージでいくら筋肉をほぐしたり骨の位置を整えても、神経を変えない限り必ず再発します。

なぜなら、神経がそれまでの身体の動き方を記憶して再現してしまうため、マッサージなどで筋肉の状態が良くなっても、また以前のような身体の使い方をして特定の筋肉や関節に負担が集中してしまうのです。

たとえば、普段から重いカメラバッグを右肩にかけているカメラマンは、何も持っていなくても右肩が上がっています。また、一日中、身体をひねって患者さんの口を覗き込んでいる歯科医は、普段も背骨がねじれて立っていることが多いです。

こうした日常の身体の姿勢や動きの癖が原因で肩こりを訴える人が、マッサージを受けて肩こりが解消したとしましょう。しかし、元の動きを繰り返していれば、やがてはまた肩こりが再発するのは目に見えています。筋肉や関節しか見ずに治そうとするのは、対症療法でしかありません。

では、どうすればよいのでしょうか。

それは、その人の癖を自覚してもらうのと同時に、理に適った身体の動かし方を神経に教え込む必要があるのです。

ロコムーブでは、理想的な身体の使い方を、運動を通じて神経に学習させていくことで、身体の不調を取り除き、「老けない身体」をよみがえらせていくことができるのです。

ただし、あくまでも筋肉や関節に指令を出す神経系を変えていくには、受け身では効果を期待できません。

身体を改善していくには、本人が主体的に身体の動かし方を学習していかなくてはなりません。

そして、あるべき身体の動かし方のキーポイントになるのが、さまざまな筋肉や関節に関連している「広背筋」なのです。

広背筋をうまく正しく活用できれば、それを起点にして身体の不調を解決していくことが可能になります。

とはいえ、広背筋を自然に活用できている人はほとんどいません。日常生活では全くといっていいほど使われていない筋肉なのです。

そもそも、ある筋肉を動かそうとして、理屈でやり方がわかっていても、実際その通りにやってできるものでもありません。それだけ、人間の身体というものは複雑な筋肉と関節の連動があるものなのです。そこで、いちいち筋肉の動きを考えることなく、理想的な身体の動かし方を脳に刷り込んでいくためのトレーニングが大切になってくるのです。

それができるようになれば、無意識のうちに適切な筋肉の動きができるようになります。

そのトレーニングこそがロコムーブなのです。ロコムーブが「脳トレ」であるというのは、そういう意味です。

これからロコムーブのトレーニング方法を具体的に紹介します。
ウェブサイトを見られる環境にある方は、次のURLにアクセスしてください。
どんな動きをする種目なのか、動画を見ていただくと、よりわかりやすいと思います。
http://locomove.com/stay-young-support/
（巻末にQRコードも掲載しています）

第2章

若返りのスイッチ・広背筋が目覚める7つのメニュー

このシンプルな動きが、連動して全身に作用する

LOCOMOVE METHOD

ロコムーブを始める前の注意点

第1章では、「老けない身体」とはどのようなものか、そして「老けない身体」づくりにとって広背筋がいかに重要であるかを説明してきました。

しかし、その広背筋を的確に使うことが、実は簡単ではないのです。

その理由は3つ挙げられます。

❶身体の後ろ側にあるので動きを直接目で見ることができない。

❷多くの骨に付着点を持つので、参加すべき関節の数が多い。

❸日常生活ではほとんど使われないので意識しづらい。

いきなりデメリットを挙げてしまい、モチベーションが下がってしまったかもしれません。

しかし、一度動きの感覚をつかんだら脳に記憶されていくので、焦らずに取り組んでみてください。

とにかく大切なことは、これから紹介する動作を丁寧かつ正確に行うことです。いきなり正確なフォームでできることはありません。しかし、だからといって効果がないわけでもありません。理想とするフォームに近づこうとする過程で、硬直していた筋肉が柔らかく、そして使われていなかった筋肉に力が生まれるように全身に適応変化が起こります。つまり、理想とするフォームに近づこうとすることこそが「良くなっていく」ということなのです。

ロコムーブでは通常のトレーニングとは違い、やればやるだけ目的とする関節の可動域が広がり、姿勢も高く伸びやかに、歩行もスムーズに変化していきます。

目安として回数を設定していますが、一日のスキマ時間に積極的に行って習慣化することが理想的です。

ロコムーブ・スタンス

ロコムーブでは立ち方を重視しています。立ち方しだいで、腕や脚の動きはもちろん、背骨の動きも大きく影響を受けてしまうからです。

ロコムーブでは、理想的な立ち方を「ロコムーブ・スタンス」と名付け、さまざまな動作において、次のような共通した立ち方をとります。このあとの各種目の効果を高めるためにも重要ですので、ぜひ身につけてください。

1. 両脚を腰の幅に広げて立つ。このとき、足の向きはまっすぐにする。
2. かかとよりもやや前方に荷重し、やや前に重心をかけて立つ。
3. みぞおちを引き上げる（背筋が過緊張しない範囲で）。
4. 後頭部のうなじを引き上げるように、あごを軽く引く（首筋が伸びる感覚）。

5 少しお腹あたりに力をいれる（腹圧が入るような感覚）。

ロコムーブ・スタンス

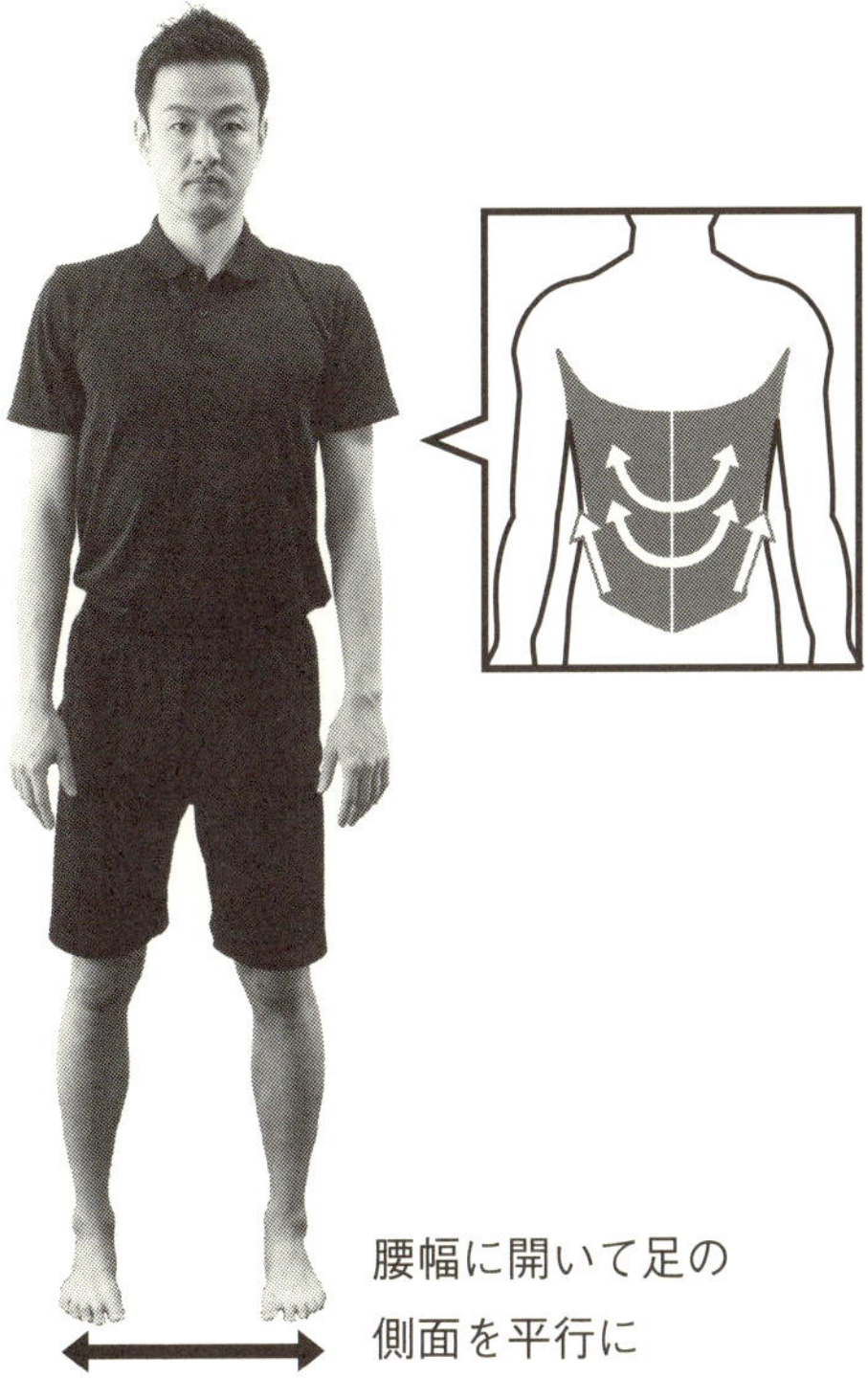

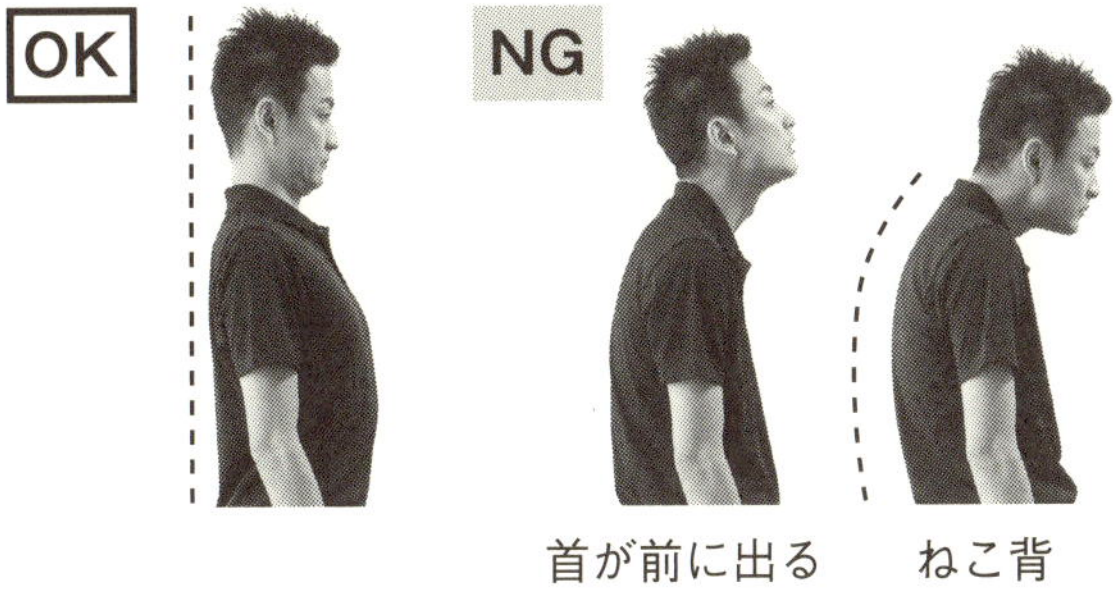

❶ キャタピラ

まずは、広背筋を働かせるための準備体操からはじめましょう。

「キャタピラ」とはイモムシのことです。背骨の中でも最も長さがあり、加齢によって丸まりやすい「胸椎」を伸展させることで、これに続く「❷」以下の種目において、広背筋を少しでも動きやすくするのが目的です。

具体的には、広背筋と背中側の深部にある脊柱起立筋《せきちゅうきりつきん》（背すじを伸ばす働きを持つ複数の筋肉の総称）を中心に働きかけます。

また、老化が進むと、背中が丸くなると同時に肩甲骨が背骨から離れるように外に広がっていきます。肩甲骨は大変薄く軽い骨で、肩甲骨の表・裏両面の四方八方から筋肉が付着しており、立体的かつ多方向に動く骨です。

このように肩甲骨は動きの自由度が高い骨ゆえに本来のあるべき位置から逸脱して

しまいやすい骨ともいえます。

このキャタピラでは胸椎を伸展させることで、肩甲骨を背骨側の本来の位置に戻していきます。肩甲骨を本来の位置に戻すことができれば肩の動きもスムーズになり、重心位置の高い姿勢が楽に取れるようになります。

ごく単純な動きですが、普段から猫背の方は要領を得るまでに少し時間がかかるかもしれません。

1 あおむけになり、両膝を曲げる。両肩と手のひらは床にぴったりとつける。首筋を少し伸ばすようなイメージで、あごを軽くひく。お腹に少し力を入れる。

2 みぞおちを中心に地面から浮かす。みぞおちを天井に向かって引き上げるイメージで。このとき、けっして肩を浮かせたり、あごが上がらないように。お腹は引っ込める。

3 このまま10～15秒キープする。

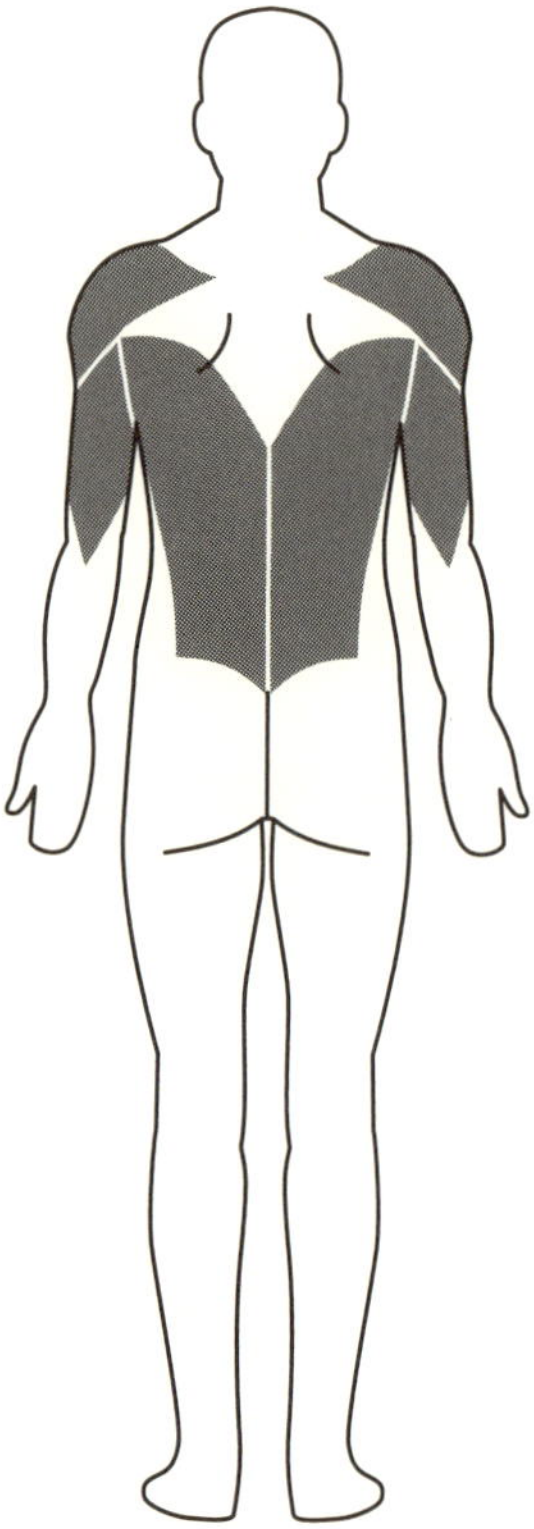

METHOD 1

丸まった胸椎を伸ばす
キャタピラ

上半身の中心「胸椎」を伸展させることによって、身体の要である広背筋・脊柱起立筋など、脊椎に沿ってある筋肉を目覚めさせる

効果

- 胸椎がスムーズに伸展できることで無理なく、重心位置の高い姿勢がつくれる。
- 肩甲骨の可動域が広がり、肩こりや首の痛みが改善する。
- 肋骨が拡張し、呼吸がスムーズになる。

キャタピラ　20秒×3セット

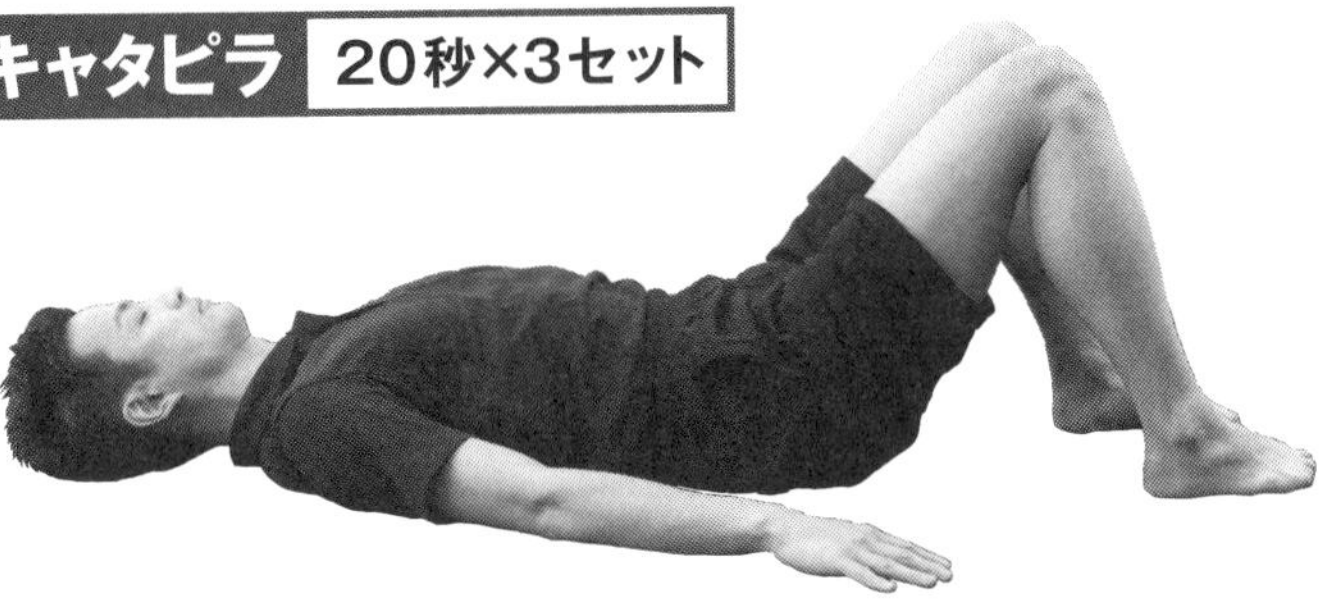

両ひざを立て、手のひらをつけ、あごを引いてあおむけに

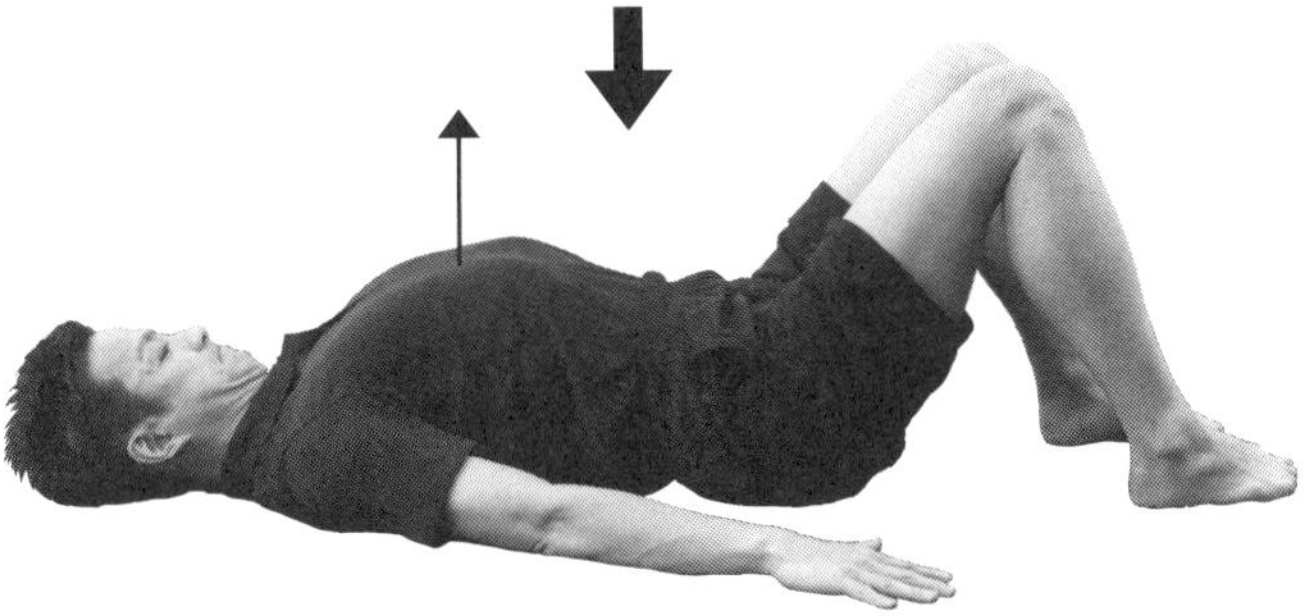

みぞおちを天井に向かって引き上げてキープ（背中にアーチ）

NG

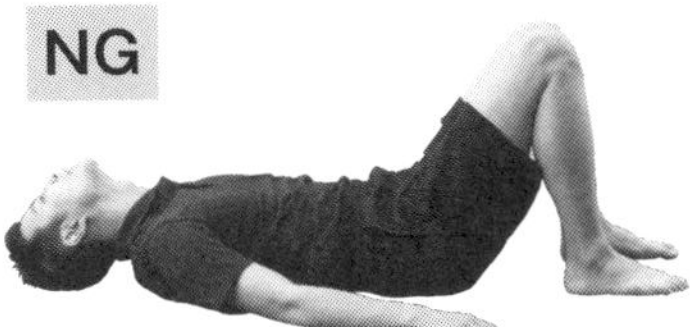

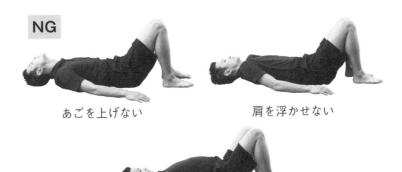

あごを上げない

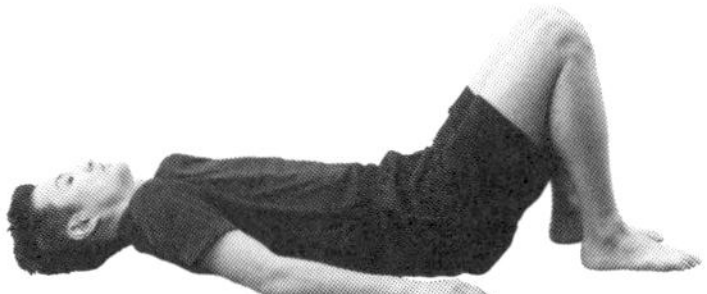

肩を浮かせない

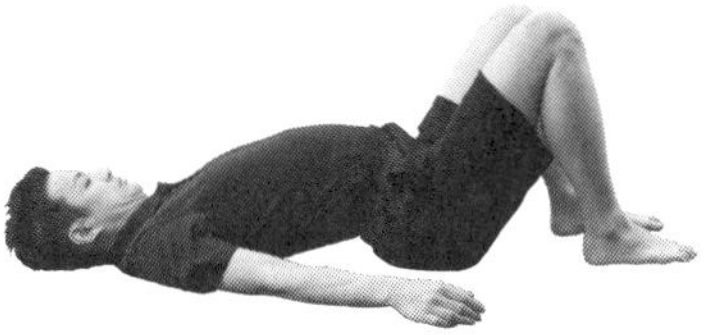

腰を反らせない

キャタピラのチェックポイント

□膝膝を立てて股関節を曲げた状態にする。
□あごを引く。
□腰椎（腰）ではなく胸椎（背中）にアーチをつくる。
□両肩を床にしっかりとつける。
□腰を反らないように、お腹に力を入れる。

NG

・腰を反らせない、おへそは引っ込める。
・肩を地面から浮かせない。
・あごを上げない。
・脚を伸ばして仰向けにならない。
・つま先が外に開かない。

❷ バタフライ

長時間のデスクワークによって、肩が前方に出る「巻き肩」と、肩がすくみ上がった「すくみ肩」の人が増えています。

このような状態になると、胸や首周辺の筋肉が硬くなり、本来大きく動くはずの鎖骨の動きが制限され、文字通り鎖に縛られたようになり、脳への血流は滞り、呼吸も浅くなってしまいます。

そうなると、こり固まった筋肉を直接揉んだり、マッサージをしてもらいたくなります。

しかし、デスクワークなどで硬くなった筋肉は、小胸筋《しょうきょうきん》や肩甲挙筋《けんこうきょきん》といわれる、かなり深層にある筋肉なのです。

そこを直接、手やマッサージ器具でほぐそうとしても、皮膚の下には皮下脂肪があるのでアプローチしたい筋肉まで刺激しようとしても届くわけがありませんし、強引に押そうとすると、痛みによる防御反応で逆に筋肉が硬く緊張してしまいます。

深層の筋肉のこりに対するアプローチとしては、対象となる筋肉が付着している骨とその関節を動かしてあげることが最適といえます。

「バタフライ」（蝶）という蝶の羽ばたきをイメージした動作によって固く閉じた鎖骨を開くことで、肩甲骨と肋骨も大きく動き、それらの骨に付着点をもつ小胸筋や肩甲挙筋もほぐされることにより、血流と呼吸が一気に促進されます。

1 壁のコーナーから30センチほど離れて、壁に対して平行にロコムーブ・スタンスで立つ。

コーナーの真横に、足首がくるように。

2 肩の高さにひじがくるようにして、壁のコーナーに手を当てる。

中指、薬指、小指の３本をコーナーに当て、人指し指は外す。

3 壁側の脚を一歩前に出し、かかとを浮かせる。もう一方の脚はしっかりと支える。

4 ゆっくり体重を移動して、身体を前にあずけていく。顔は壁と反対側に向けていく。壁側の胸をストレッチするように肋骨を前方へ出していく。反対側の手は壁に軽く添える。

5 壁側の胸が最もストレッチされた状態で5秒間キープする。（肩甲骨が背骨に寄るような感覚でもＯＫ）

6 反対側も同じようにする。

バタフライのチェックポイント

- □ 壁側の胸が自身の体重によりストレッチされている。
- □ 壁と反対側の脚でしっかりと体重を支える。
- □ 顔は壁と反対側を向く。
- □ 壁と反対側の手を壁に添える。
- □ 壁と反対側の足先はまっすぐ。

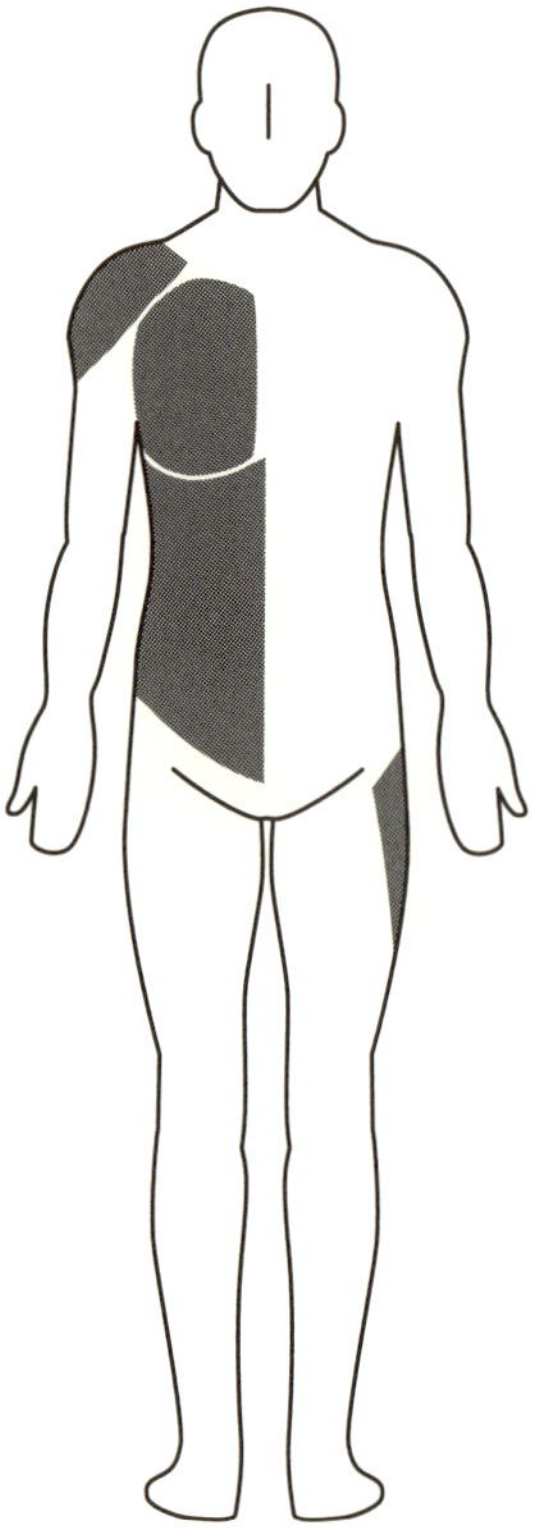

METHOD 2

鎖骨の“鎖”から解放する バタフライ

左右の鎖骨を交互に大きく開く動作を行うことで、大胸筋・小胸筋・前鋸筋《ぜんきょきん》・腹筋群にストレッチをかける。

効果

- 肩が前に出る「巻き肩」が修正されて、姿勢がよくなる。
- 鎖骨を大きく開くことで、首こりが解消され、脳への血流循環を促す。
- 胸郭が広がることで、呼吸が自然と深くなる。
- 胸の筋肉がほぐれることで、腕が上がりやすくなる。五十肩にも有効。

バタフライ　左右5回×2セット

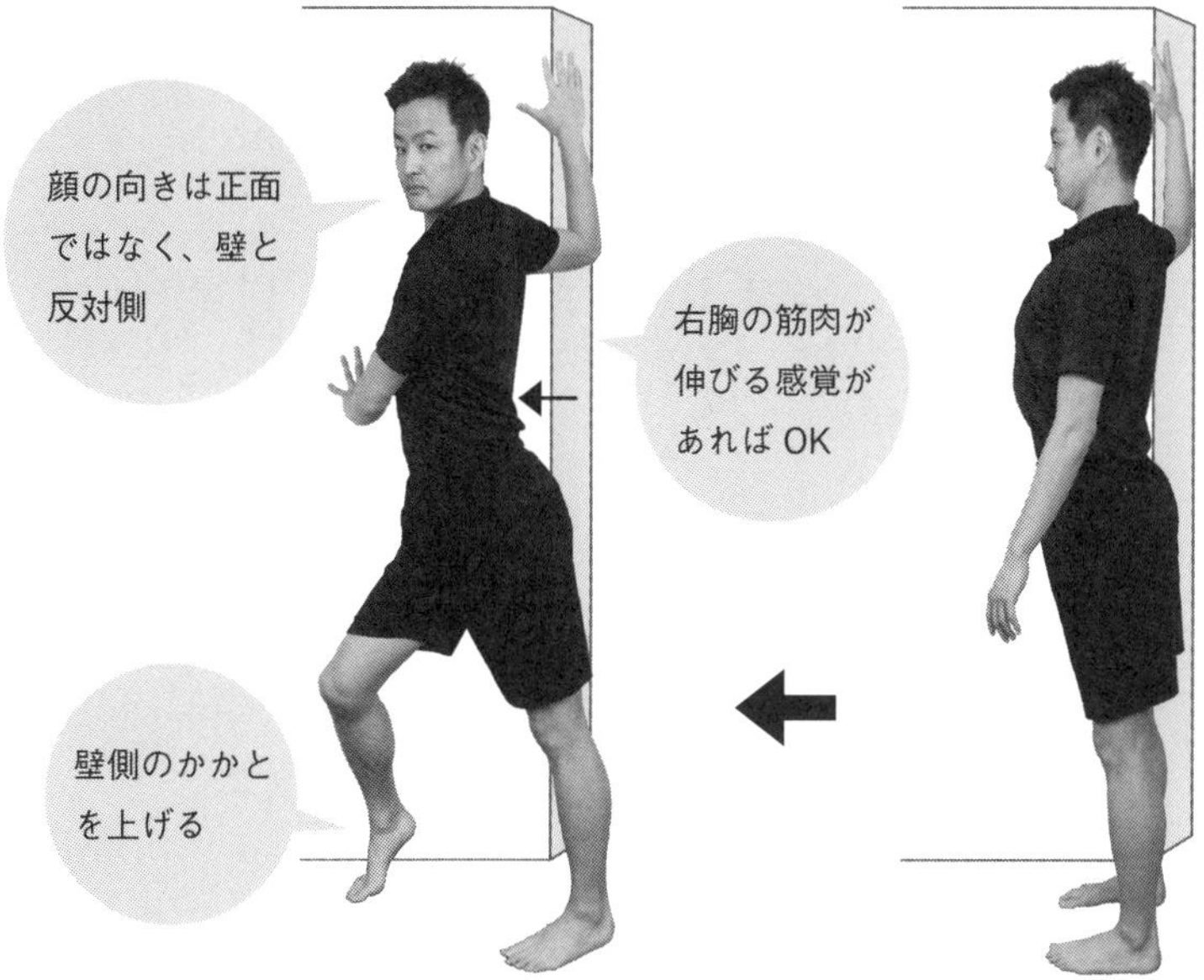
顔の向きは正面ではなく、壁と反対側
右胸の筋肉が伸びる感覚があればOK
壁側のかかとを上げる

前方へ体重移動し、壁側の胸をストレッチ

壁のコーナーに手とひじを当てる

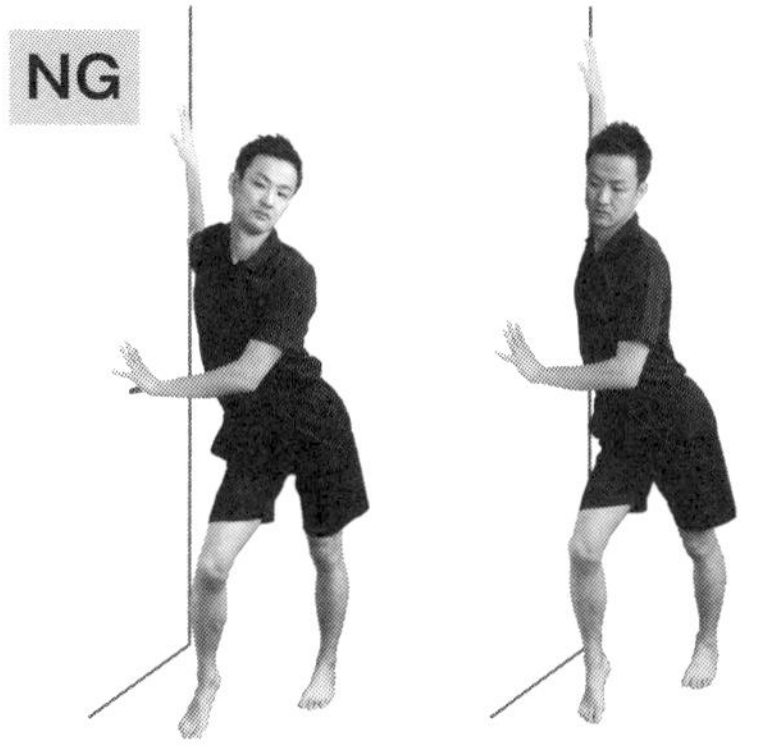
NG

腰がゆがんでいる

壁側の胸が後ろに引けている

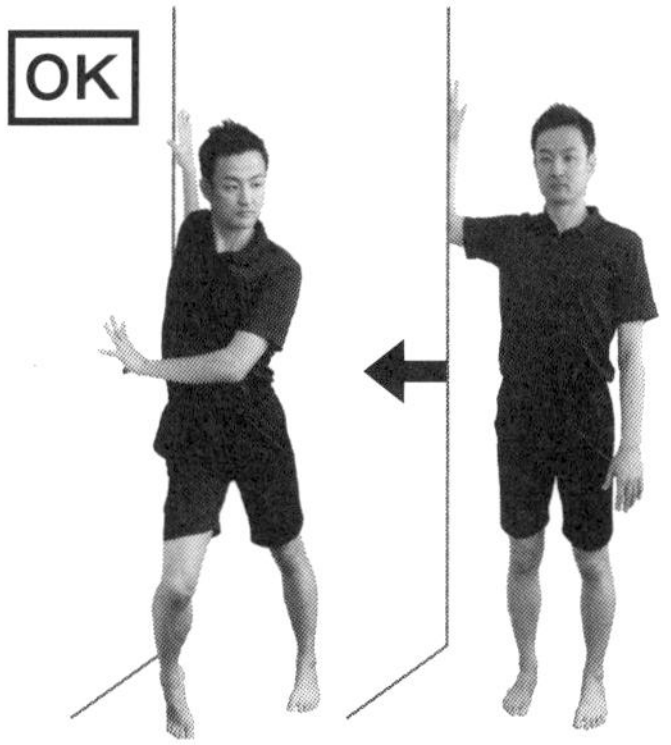
OK

NG

・猫背にならない。
・壁側の胸が後ろに引けない。
・壁側のお尻が低く下がらない。
・肩をすくめるように力入れない。
・壁と反対側の足先ががに股にならない。

❸ フロッグ

老化によって背骨全体が丸くなる影響で、背骨の土台である骨盤も後ろに傾いて倒れていきます。

しかも加齢とともに、お尻の筋肉は萎縮し硬くなりやすいので、さらに骨盤の後傾が助長されます。

そして骨盤の傾きに比例するように、重心位置もどんどん下がり、膝や腰も曲がったままの姿勢となり、荷重負担が膝と腰に集中し、けがや関節の変形リスクが高まります。

またやっかいなことに、お尻の筋肉の萎縮や硬さは肩こりなどと違って自覚症状として感じることはありません。

年齢とともに衰えて垂れ下がった自分のお尻の筋肉を鏡でみることはあるかもしれませんが、坐骨神経痛などの症状が出るまでは放置されたままになりやすい部位です。

この萎縮して硬くなったお尻の筋肉の柔軟性を取り戻し、股関節の機能を活性化させるトレーニングが「フロッグ」という種目です。

どんなときでも瞬間的に全力でジャンプできるカエルのしなやかな脚にならって、ぜひ股関節の柔軟性を取り戻してください。

1 イスを2脚用意し、一方に座り、もう一方に片脚を置く。

2 イスの上に置いた脚のひざを90度曲げる。足首も90度曲げる。

3 地面に置いた反対側の脚は股関節の真横に位置し、膝を伸ばす。その際、足の向きはまっすぐ前に向ける。

4 ゆっくりと上半身を前に倒す。これを何回か繰り返す。骨盤から前に倒していくイメージで。

5 反対側の脚も同じようにする。

フロッグのチェックポイント

□ まっすぐに座る（骨盤をまっすぐにする）。
□ 骨盤からまっすぐに身体を倒す。
□ 地面についた足の指先を前に向ける。
□ 台に乗せた膝は90度。
□ ゆっくり倒す。

METHOD 3

お尻の筋肉の柔軟性を高める
フロッグ

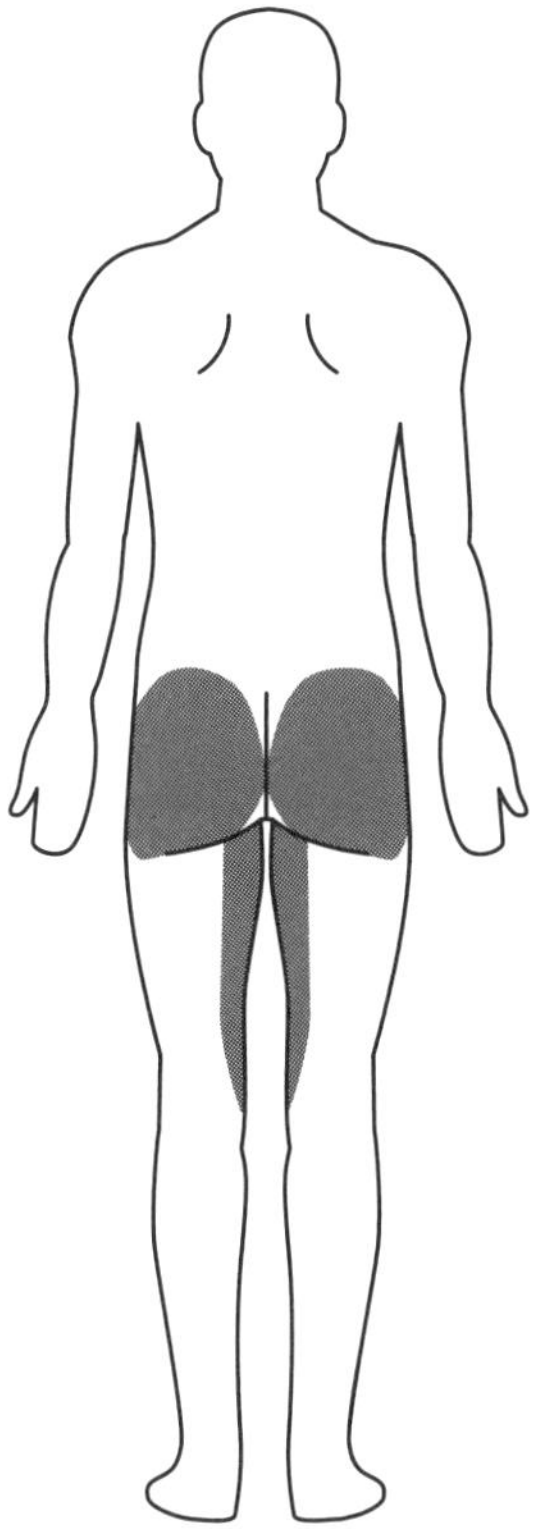

主に、殿筋群《でんきん》・内転筋の柔軟性を獲得し、股関節の可動性・支持性を高める。

効果

- 凝り固まりやすいお尻の筋肉の柔軟性が高まり、腰まわりの不調が解消される。
- お尻の筋肉が柔軟になることで、歩行時の着地脚の安定感が増し歩幅が拡がる。
- お尻・内転筋の柔軟性が高まることで、膝への負担が軽減し膝の痛みが解消する。
- 股関節の機能が高まることで、横・斜め方向へも身体を楽に移動しやすくなり身のこなしが軽くなる。

イスに乗せた脚のひざ
を90度に曲げる

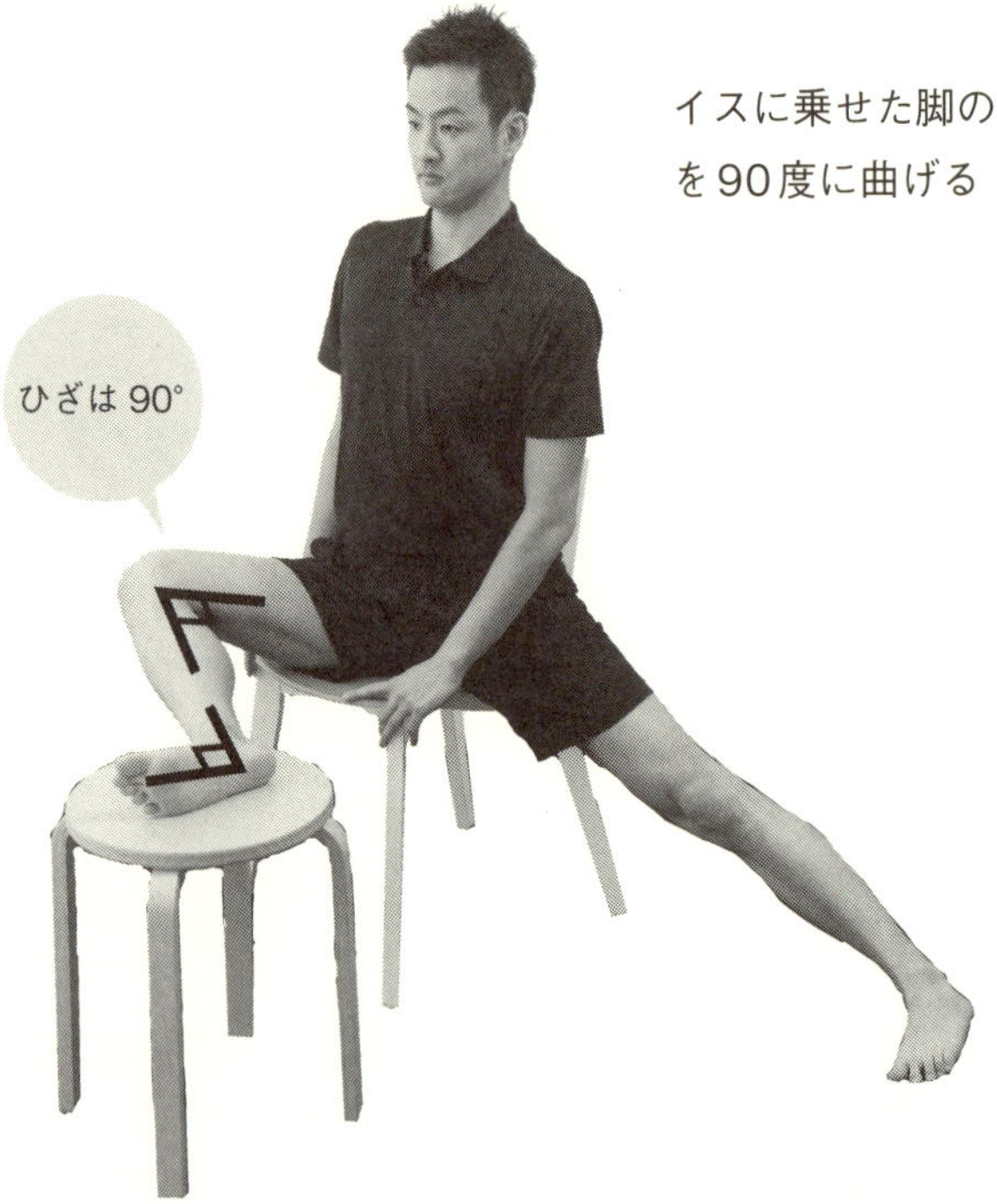

NG

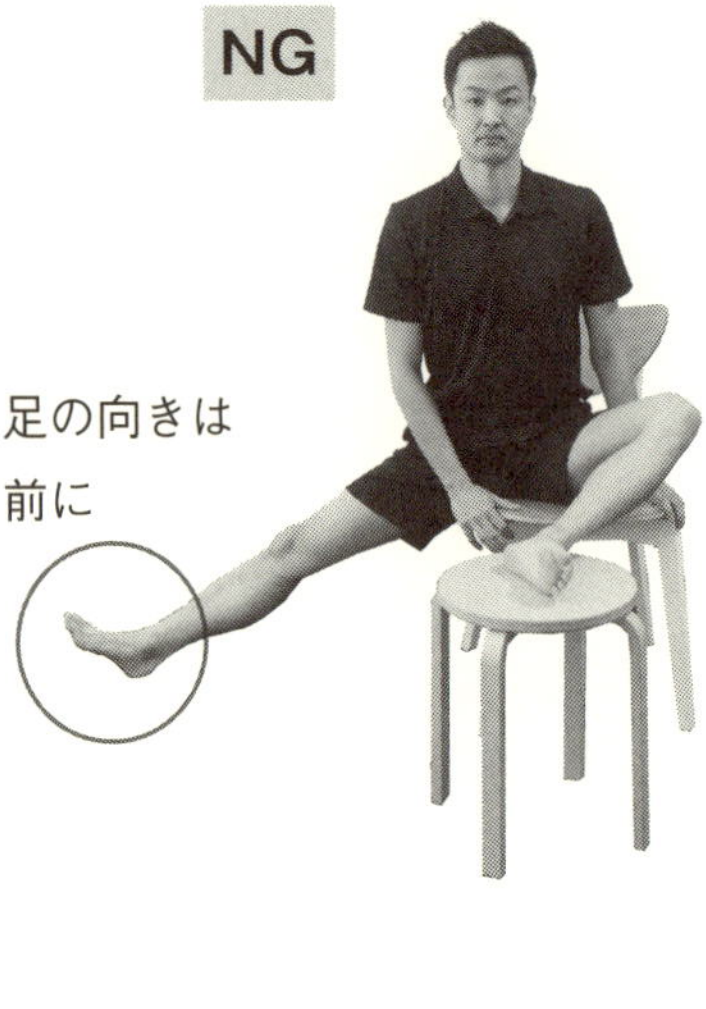

足の向きは
前に

OK

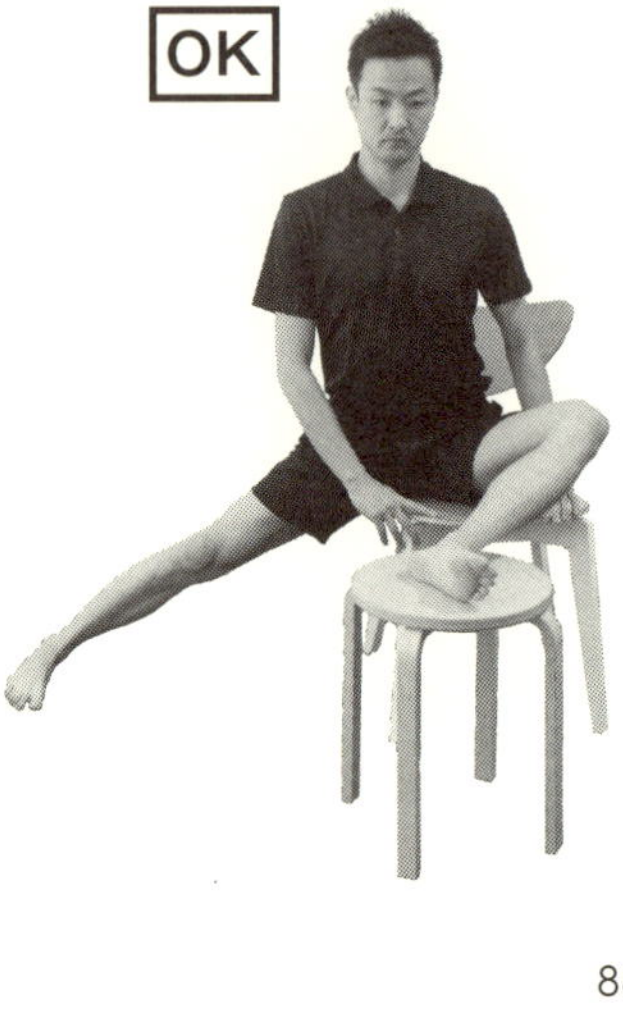

フロッグ　左右10回×2セット

骨盤から前に倒していくイメージで反対側の脚も同様に

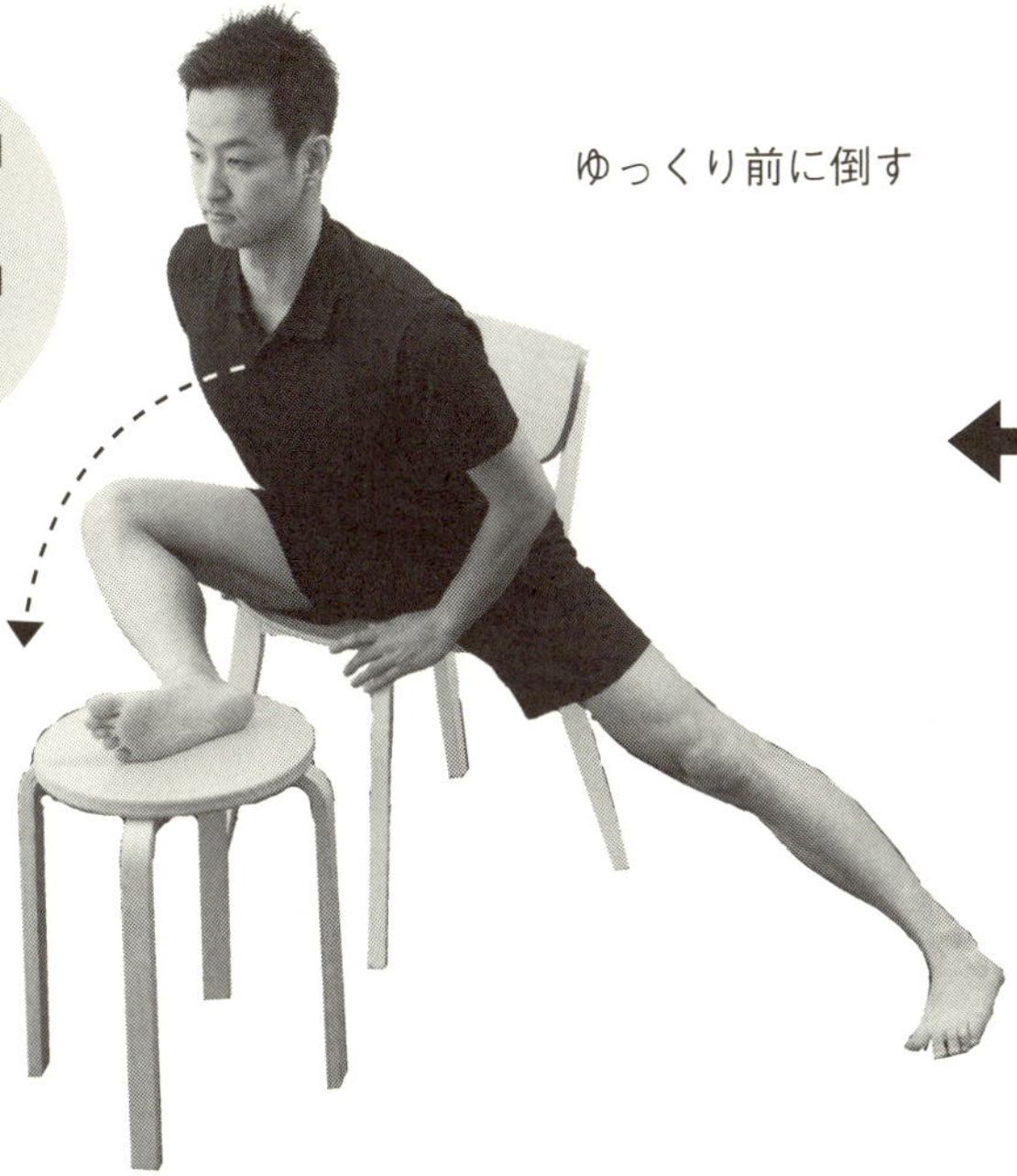

ゆっくり前に倒す

NG

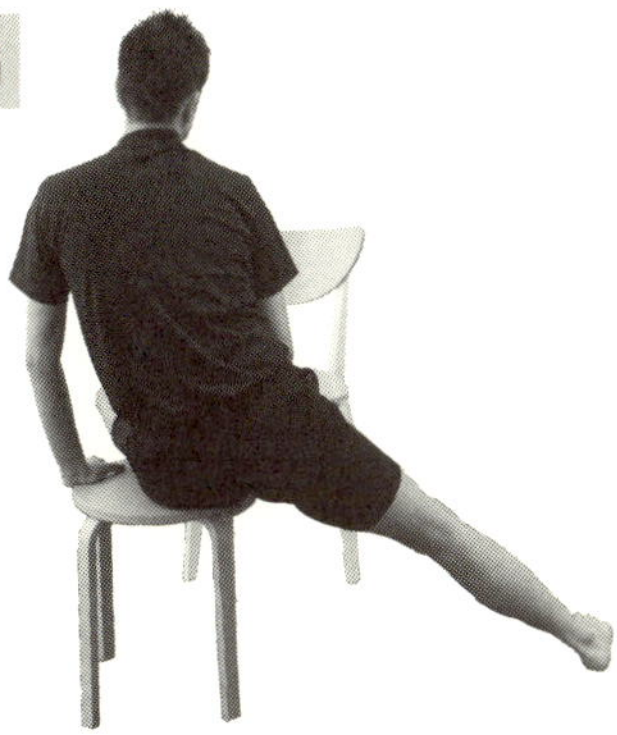

OK

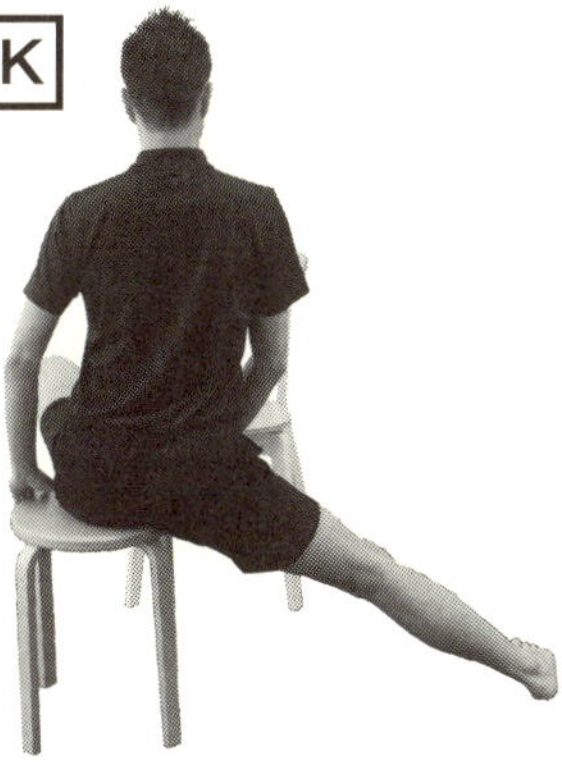

骨盤は傾斜せず、まっすぐに

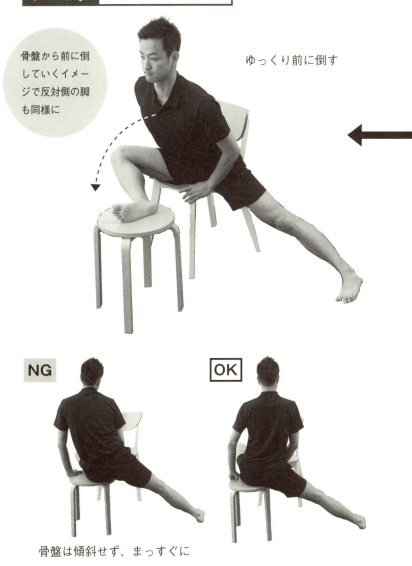

NG

・地面についている脚の膝が曲がっている。
・地面についている足が骨盤より前に出ている。
・背骨を丸めて前傾している、骨盤から前に倒れていない。
・勢いをつけて前に倒さない。
・身体が左右に傾いている。

❹プレ・カンガルー

❸のフロッグでも述べたように、股関節の大切さは改めて言うまでもありません。しかし、股関節は膝や足首といった他の下肢の関節と違い、直接目で見ることができません。

自分では股関節を動かしているつもりが膝ばかり動いていたりと個々の主観によっ

て、動きはバラバラになっています。

ここでご紹介する「プレ・カンガルー」はわかりづらい股関節の動かし方のコツを習得するための種目です。

ここではとくに大切な股関節の曲げ（屈曲）伸ばし（伸展）の動作にフォーカスします。ハムストリングス、内転筋を使う感覚をつかみ、このあと「❻」「❼」で紹介するカンガルー、チーターへとつなげるための、とても大切な種目です。

ちなみに股関節は球状の関節で3次元的にクルクルと回転する構造となっています。この種目ではテーブルなどの固定された台の上に手を乗せて行うことで、上半身の重みが台に分散され、腰痛をお持ちの方にも取り組みやすい種目といえます。

また、この「プレ・カンガルー」をする前後で、必ず前屈をしてみて可動域を比較してみてください。このシンプルな動きを何回か行うだけで、ハムストリングスの柔軟性が増し、前屈の可動域の拡がりを実感すると思います。

身体が硬い方にとっては、はじめは少し難しいかもしれませんが、回数を重ねるごとにコツがわかってくるはずです。

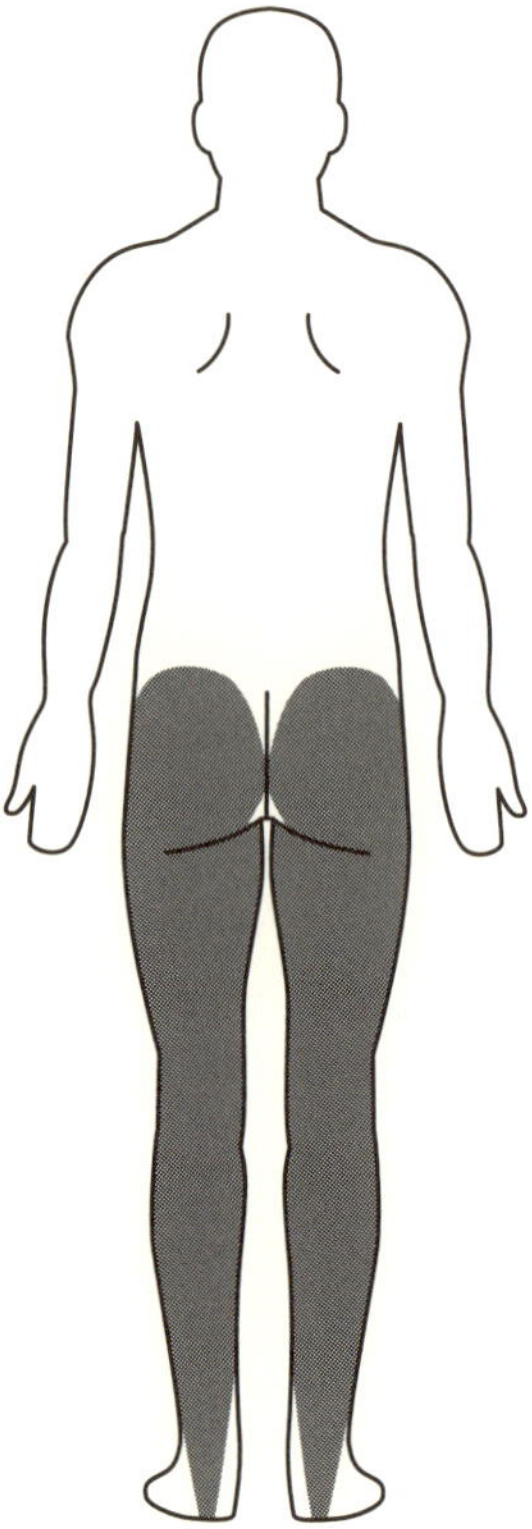

METHOD 4

硬くなった股関節の動きを高める

プレ・カンガルー

骨盤、股関節の曲げ伸ばしによって可動域を広げるとともに、裏もも（ハムストリングス）、内もも（内転筋）、ふくらはぎ、大殿筋などの筋肉の活動を高める。

効果

- ハムストリング・内転筋・ふくらはぎの弾力性が高まり、骨盤・股関節の可動域が広がることで歩きやすくなる。
- ハムストリングスとふくらはぎの柔軟性が出ることで、脚の血流が促進され、むくみが解消される。
- 股関節の動きが活性化することで、腰椎の負担が軽減し腰痛が解消
- ハムストリングスの硬さが解消され骨盤が高く引き上がり、お腹周りが引き締まる。

プレカンガルー　7回×3セット

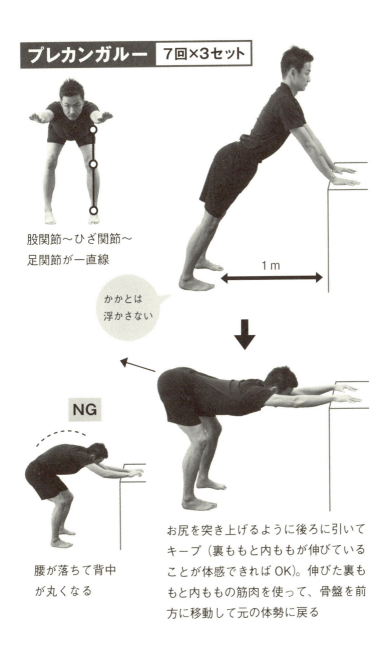

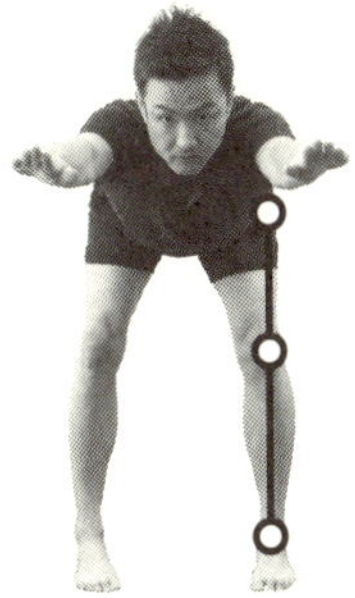

股関節～ひざ関節～
足関節が一直線

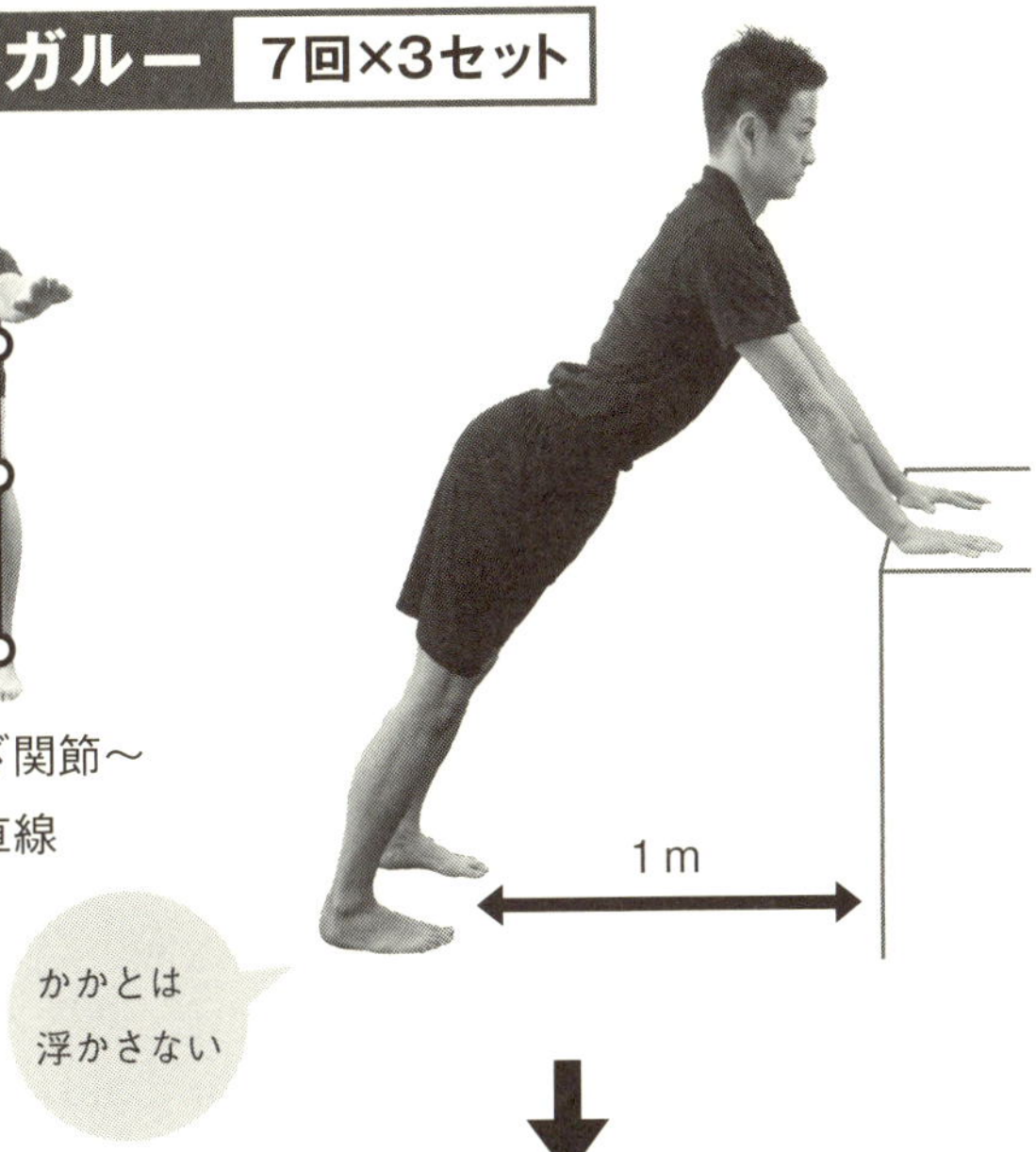

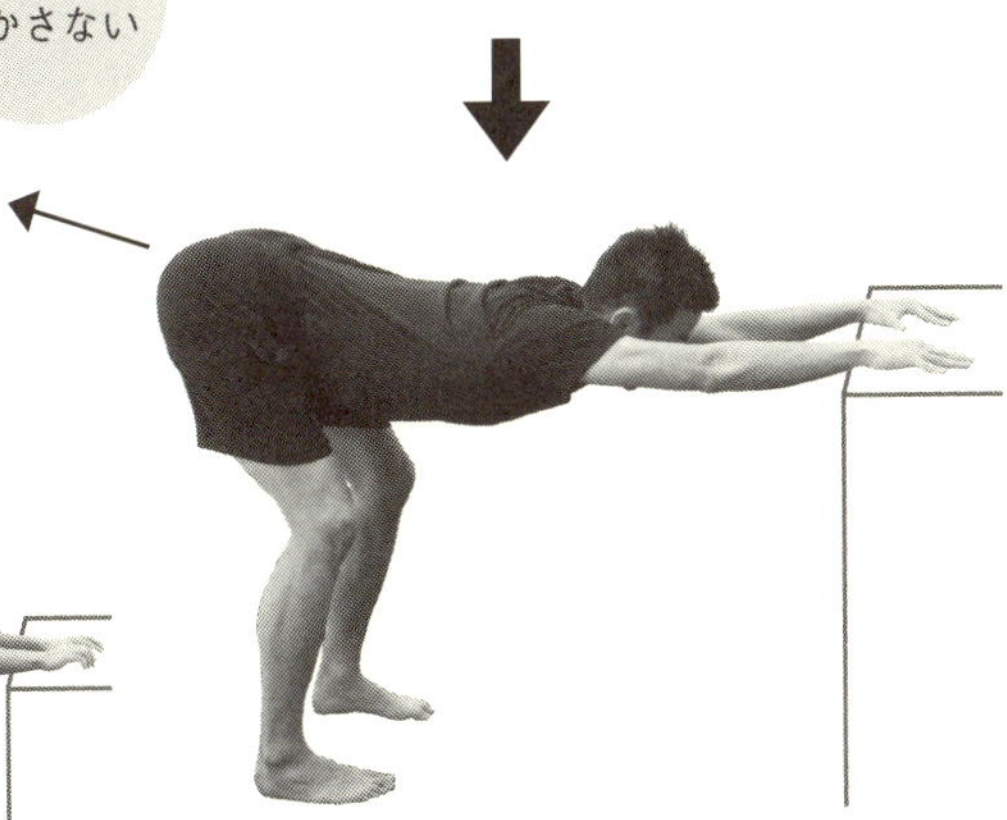

お尻を突き上げるように後ろに引いてキープ（裏ももと内ももが伸びていることが体感できればOK)。伸びた裏ももと内ももの筋肉を使って、骨盤を前方に移動して元の体勢に戻る

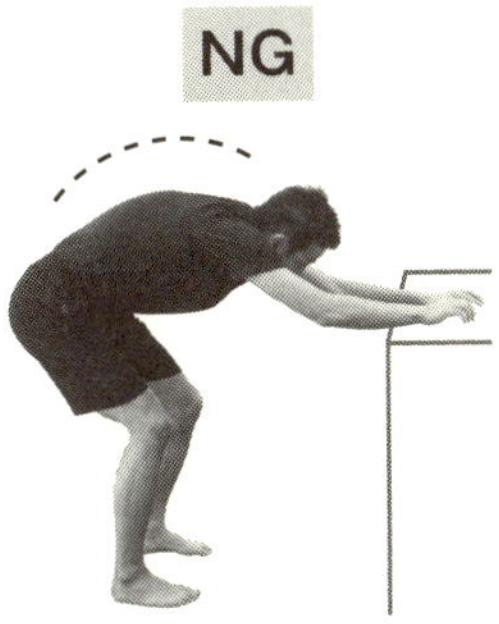

腰が落ちて背中が丸くなる

1 両手を台の上に置いて、テーブルから1メートル離れた位置に立つ。

2 正面を向いて、かかとが浮かないように背すじを伸ばす。

3 ひじを伸ばしたまま、上半身をゆっくり倒しながら、お尻を突き上げるように後ろに引く。

このとき、裏ももや内ももが伸びていることが体感できていればOK。

4 この状態を1秒間キープ。

5 伸びた裏ももの筋肉を使い、上半身を起こしながら骨盤を前方に移動して1の体勢に戻る。

プレ・カンガルーのチェックポイント

□正面から見て、股関節〜ひざ〜足が地面に対して垂直になるように。

□床と平行になるのを目安に、ひざではなく股関節から曲げる。

□両足を平行に。がに股にならないように。

□かかとは常につけておく。

□手をついている台のところまでゆっくりと前傾する。

NG

・骨盤を後ろに引くときに、膝も一緒に後ろに動いてしまい伸びる。
・背中が丸くなり、肩がすくむように力が入っている。
・お尻を引くときに、骨盤が下がってしまい膝が深く曲がりすぎる。
・手を置いた台よりも、上体を倒している。
・両膝が内に入った内股になっている。

❺フェニックス

大きな鳥「フェニックス」が翼を羽ばたかせるイメージで胸を広げ、胸椎と連動する各関節の動きを引き出します。フェニックスでは、鎖骨を大きく開き、肩甲骨を寄せながら下げていくことで、広背筋をしっかりと収縮させます。同時に、その拮抗筋である僧帽筋や大胸筋の緊張を解き、硬くなりがちな胸椎、肋骨、鎖骨、肩甲骨の可動域を拡大させます。

老化が進んで丸くなりがちな背骨全体を伸ばすことができるので、老けない身体づくりに特に欠かせない動作です。また、デスクワークやスマートフォン操作などの不自然な姿勢を長時間続けることによって、頸椎の不調を誘発する「ストレートネック」の改善や予防にも有効です。

フェニックスの前後で首をゆっくりと無理なく後ろに反らせてみて、見える景色を確認して可動域の違いを確認してみてください。きっと首の筋肉の緊張が解かれて可動域が拡がり、見える景色が変わってくるはずです。

1 ロコムーブ・スタンスをとる。両手を身体の正面で合わせて、人差し指と親指を伸ばしたピストル形に組む。

人差し指はやや斜め上に向け、胸の前でひじを伸ばして構える。

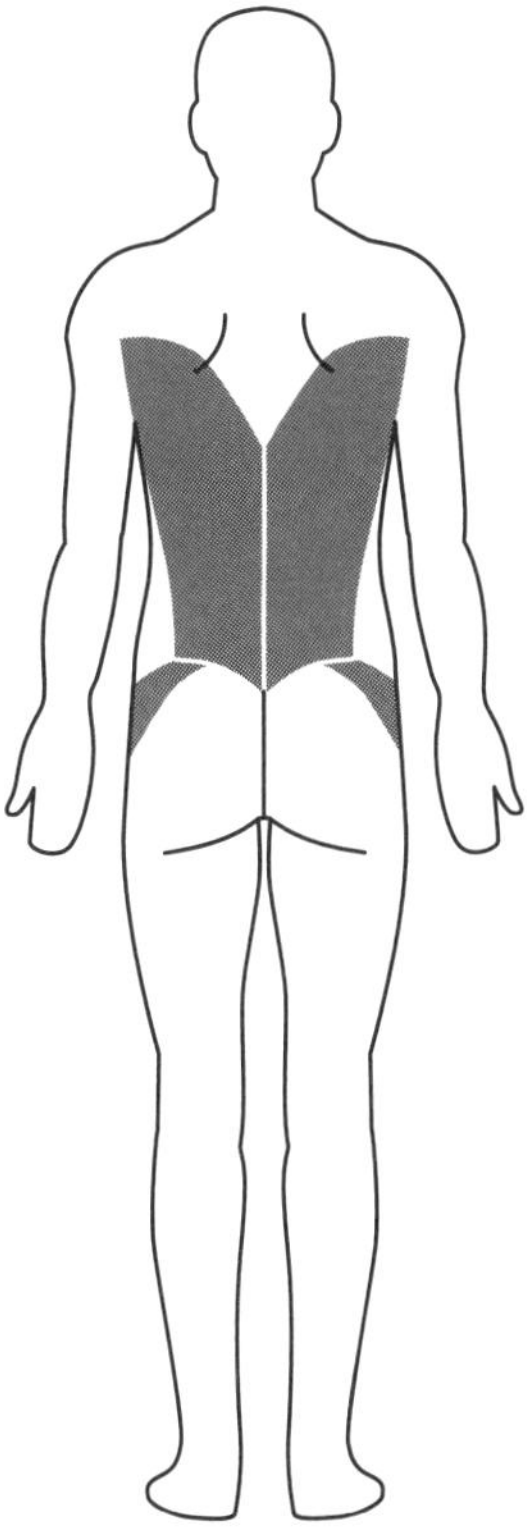

METHOD
5

首・肩甲骨まわりのストレスを解消する
フェニックス

主に、僧帽筋、胸鎖乳突筋の緊張を解き、広背筋の活動を高めることで、胸椎、肋骨、鎖骨、肩甲骨の可動域を広げる。

効果

- 頸椎への負担が減ることで、肩こりや首の痛みが改善する。
- 頸椎の可動域が広がり、視界が広がる。
- 胸椎が伸びて姿勢がよくなり、すいすいと歩けるようになる。
- 肋骨が拡張することで、呼吸が楽になる。
- 股関節や脊柱全体の伸展力が増すため、身体にしなりが生まれる

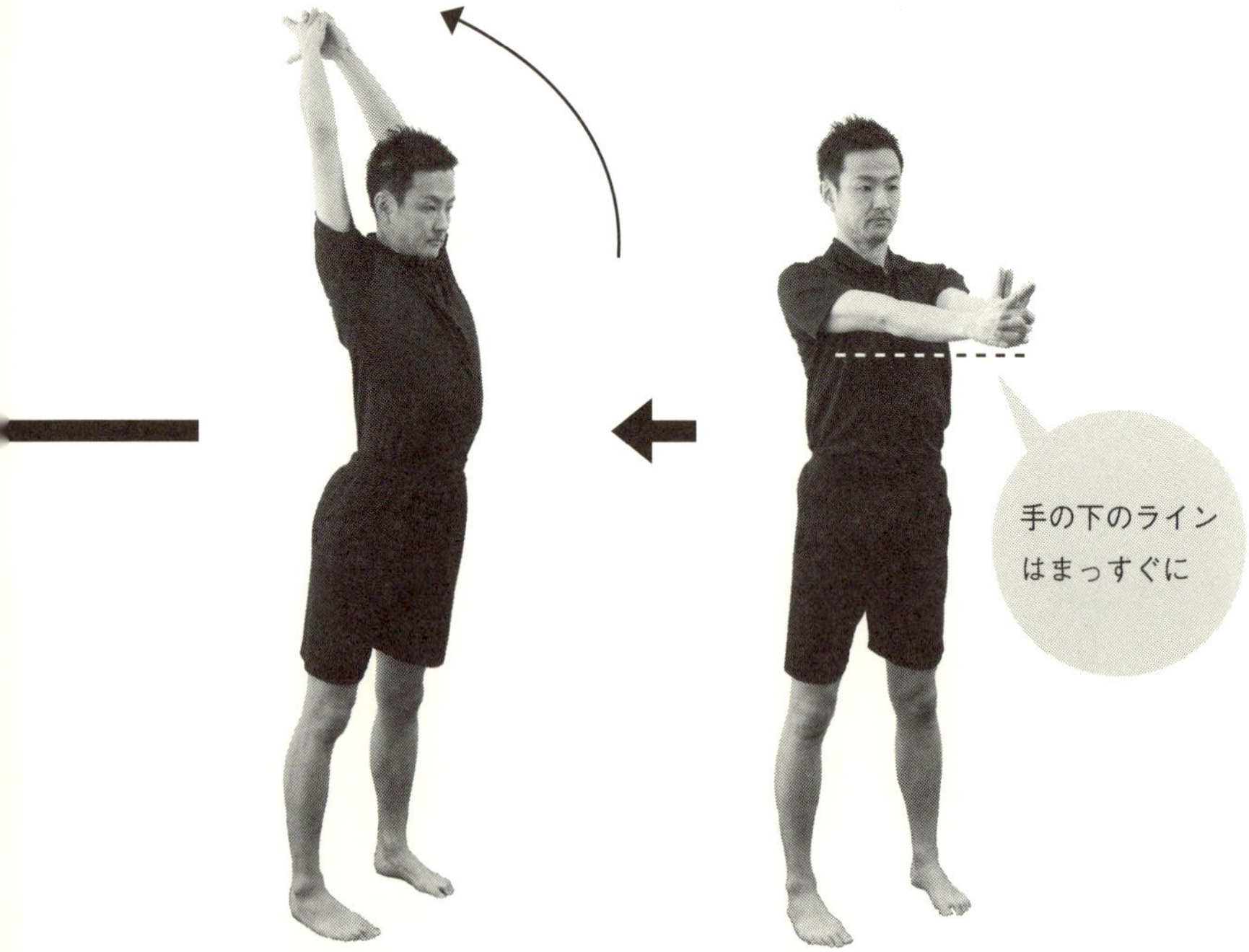

両手を合わせ、ピストル
形に組む

両腕を頭の上へ持っていく

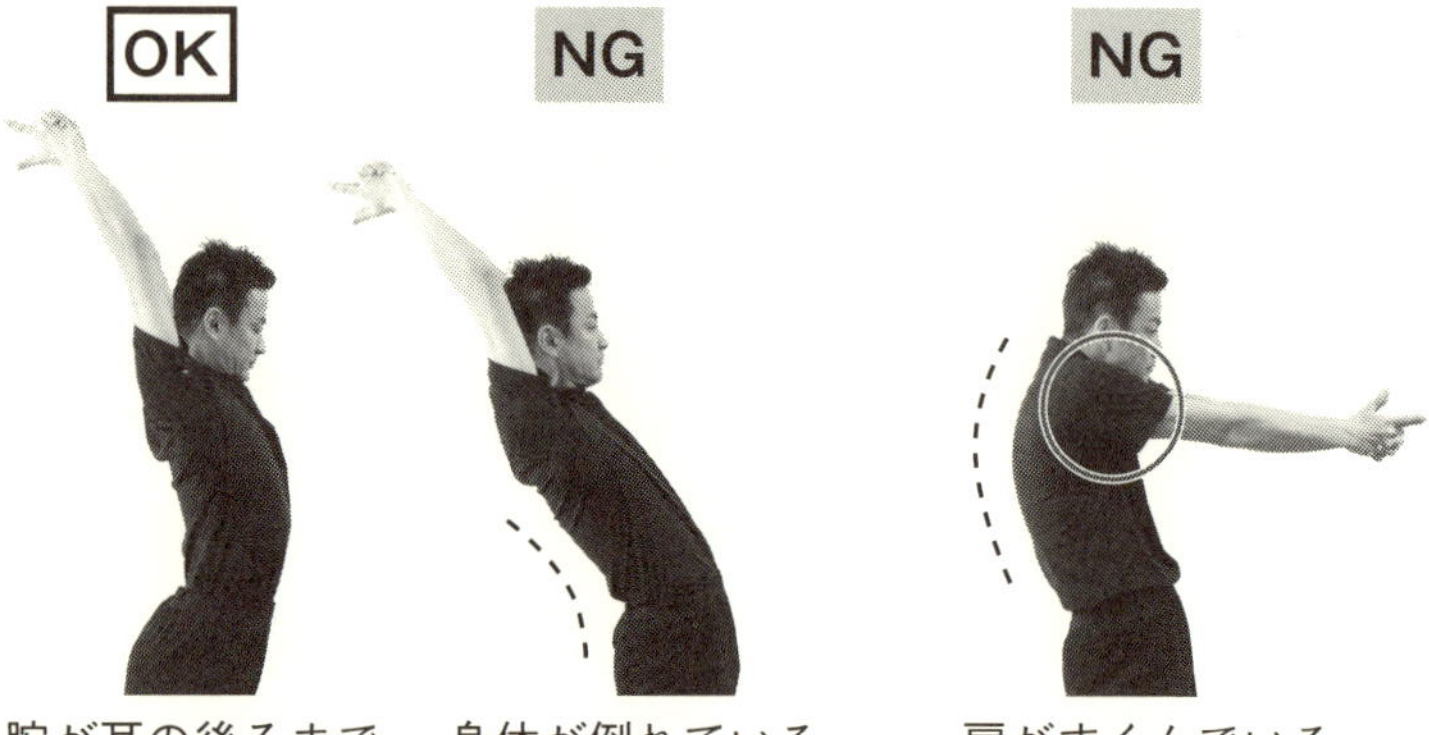

腕が耳の後ろまで

身体が倒れている

肩がすくんでいる

フェニックス 3回×5セット

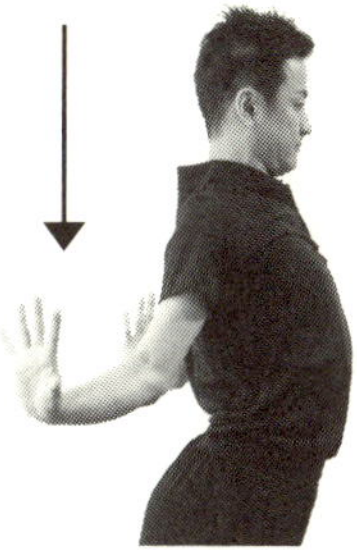

手のひらが外に向くように腕を内側にひねりながら左右に広げる

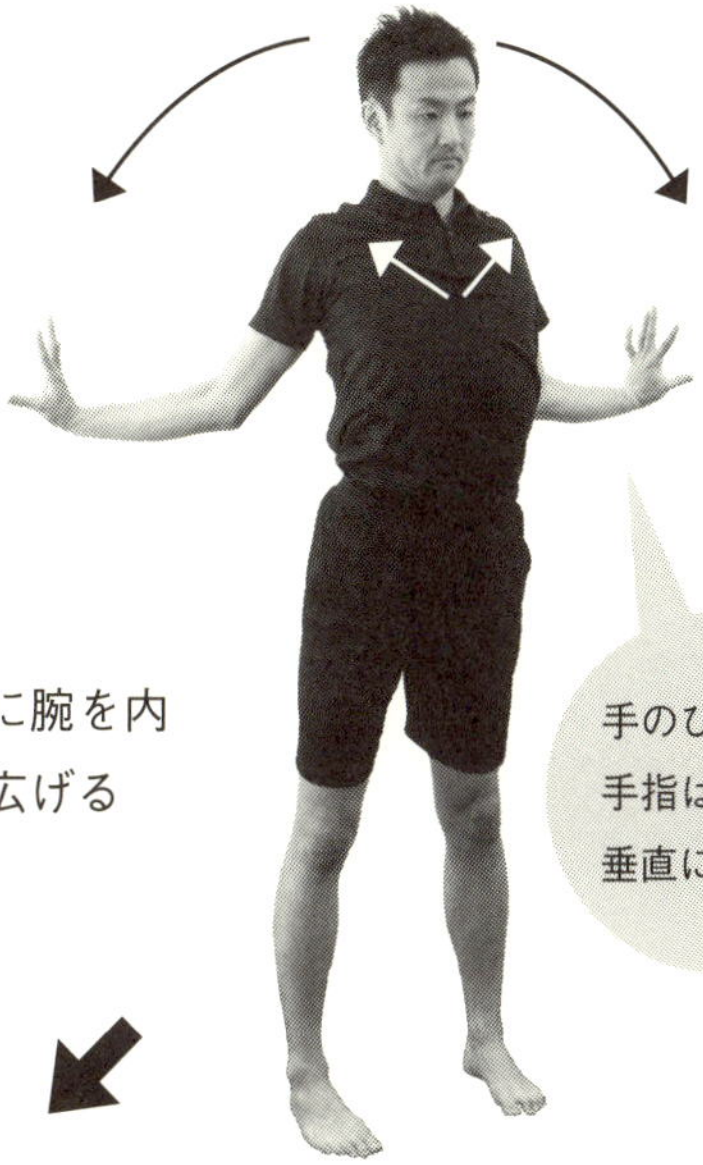

手のひらは外、手指は地面と垂直に

鎖骨を大きく開く

肩甲骨と骨盤の距離を縮める

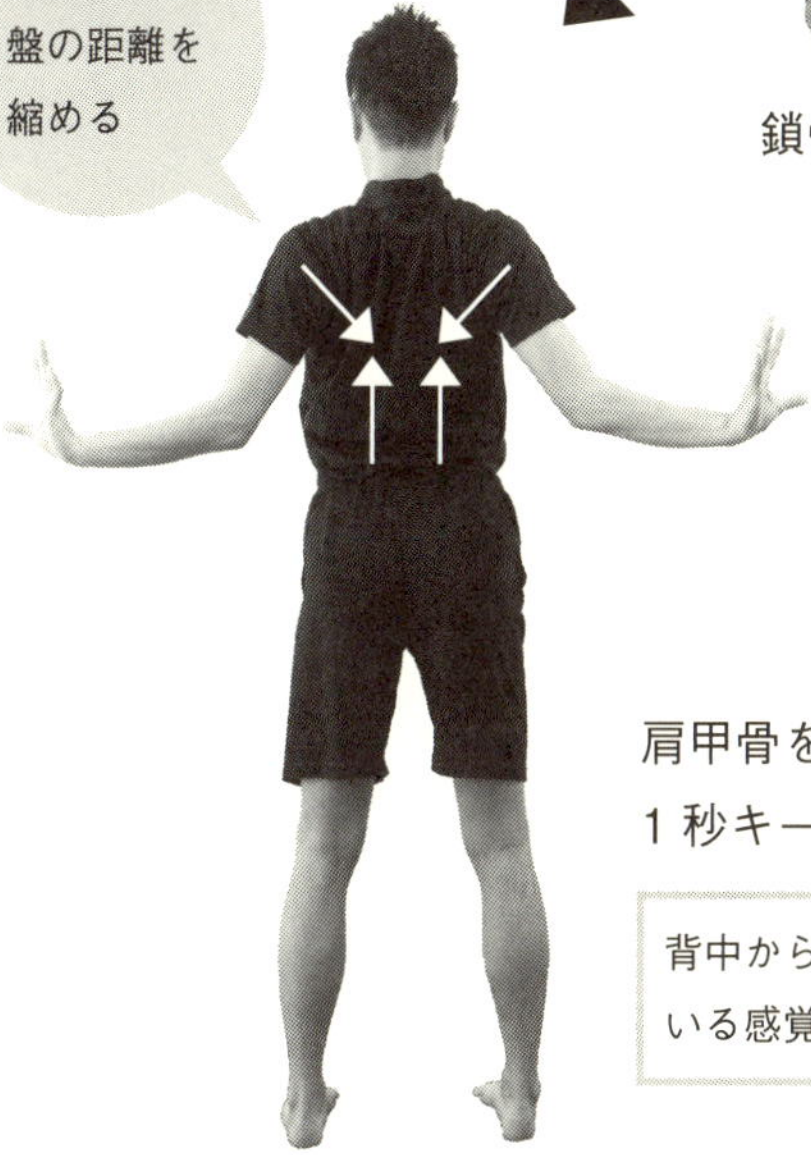

肩甲骨を背骨側に寄せて
1秒キープ

背中から腰にかけて縮んでいる感覚があればOK

❷ 伸ばした腕を、ひじを曲げないように気をつけながら、頭の上へと持っていく。両腕を耳の後ろまで持っていければ理想的。

❸ 組んだ手を離して、手のひらが外側に向くように腕全体を内側にひねる。

❹ 手のひらを外に向けたまま、胸を開くように鎖骨を広げる。このとき、骨盤は引き上げるようにする。

❺ 肩甲骨と骨盤の距離を縮めるように1秒間静止。背中から腰にかけて縮んでいる感覚があれば、広背筋が働いている。

フェニックスのチェックポイント

- □ 構えでしっかりと背筋を伸ばす。
- □ 上げた所からまっすぐ垂直に下ろす。
- □ 腕が耳の後ろにくるように持ち上げる。
- □ 鎖骨から大きく開く。
- □ 上体は常にまっすぐ。

NG

・指先が後ろに向いている。
・ひじを曲げてから開いている。
・腕を持ち上げたときに上半身が一緒に引っ張られている。
・上半身が前後動してしまう。
・指先が下を向くように、手首が曲がっている。

❻ カンガルー

老化にともなって、お尻と裏ももの筋肉（臀筋《でんきん》、ハムストリングス）が硬く縮こまり、それに引っ張られるように骨盤が後ろに傾きます。すると、姿勢が悪くなるだけでなく、骨盤につながっている広背筋の動きを妨げることになります。

そこで、これらの筋肉を柔軟にすることで、広背筋を活性化して骨盤・股関節の連動性を引き出すのが「カンガルー」です。

カンガルーの中腰の姿勢は、スクワットに似ていると感じられるかもしれません。しかし、一般に多く見られるスクワットは、ひざの曲げ伸ばしになりやすく、主に前ももの筋肉が使われがちです。

それに対して「カンガルー」では、股関節の曲げ伸ばしが行いやすく、お尻や裏ももが自然と使われます。また、ひざが前後するのではなく、ひざを支点として骨盤が前後に回転するような動作が特徴的で、骨盤が引き上がったような姿勢が自然と形成できます。

「プレ・カンガルー」と同様に、「カンガルー」の前後で前屈をして比べてみてください。指先が地面に近づくのが実感できることでしょう。

1 ロコムーブ・スタンスで立つ。

2 腰（骨盤）に手を当て、両ひじを背中側に軽く引き寄せ、胸を開く。

3 みぞおちを軽く張った状態のまま、股関節から折り曲げながら、お尻を後ろに突出し、裏もも、内ももが伸びていることを確認しながら1秒キープしたあと、少し勢いをつけて立ち上がる。

カンガルーのチェックポイント

□しゃがんだときに股関節〜ひざ〜足が地面に対して垂直にする。
□胸を開くように、ひじは背中側に寄せる。
□股関節から深く折り曲げる。
□胸骨が地面に対して垂直。
□骨盤は地面に対して平行に前後動する。

NG

・膝が内に入っている。
・構えで背中が丸まり、前かがみになっている。

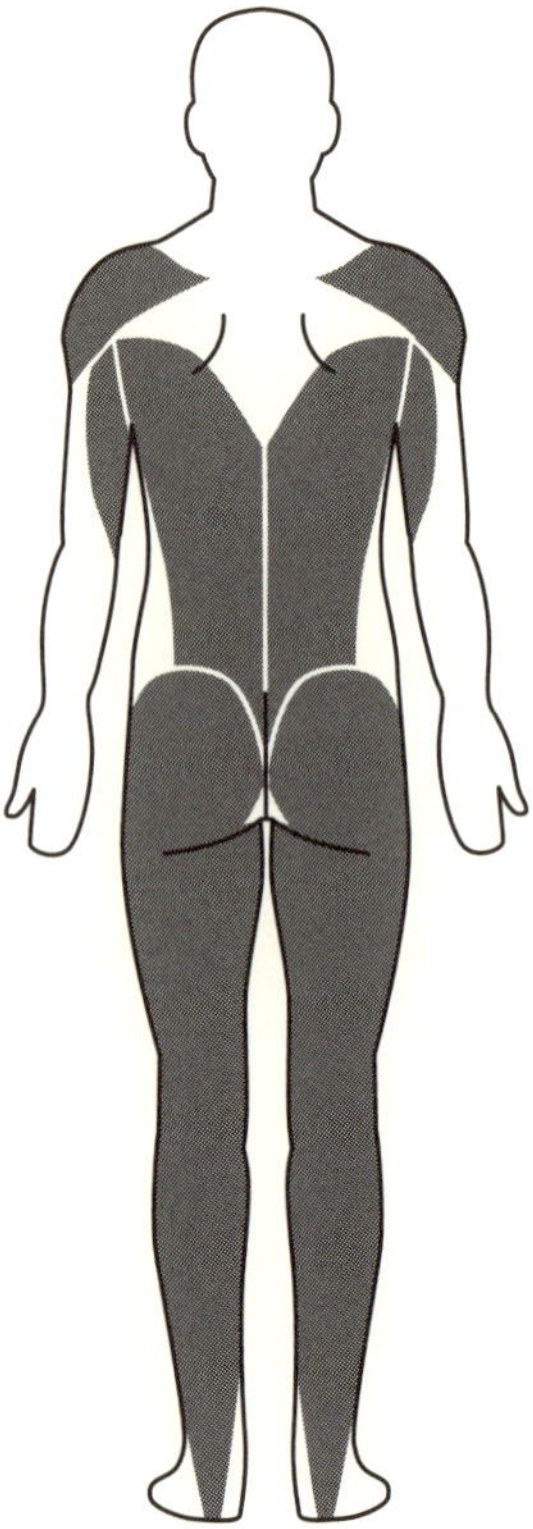

METHOD 6

肩甲骨と股関節の連動性を引き出す
カンガルー

広背筋の作用により、骨盤が機能的なポジションに配置されることで、股関節を動かしやすい状況をつくり、裏もも（ハムストリングス）、内もも（内転筋）、お尻（大殿筋）、腹筋群のしなやかさを獲得する。

効果

- 肩こり・腰痛の改善。
- 肋骨と骨盤の位置関係が変化してウエストが引き締まる。
- 下半身から全身の血流アップ。
- 歩幅が自然と広くなる。

カンガルー　5回×3セット

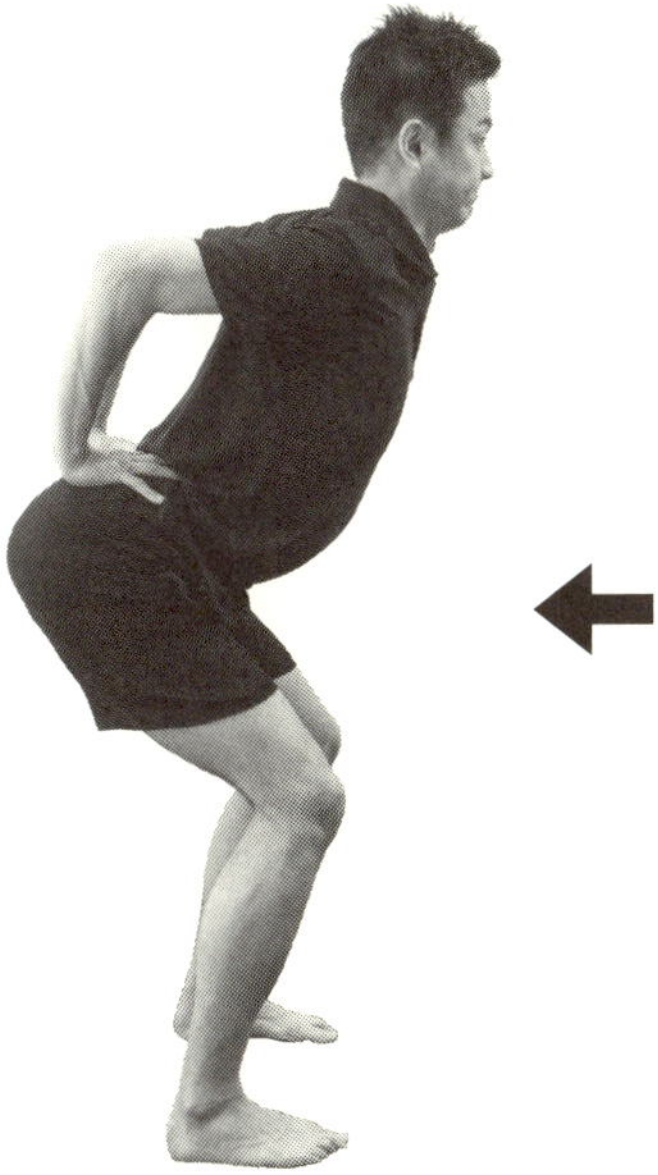

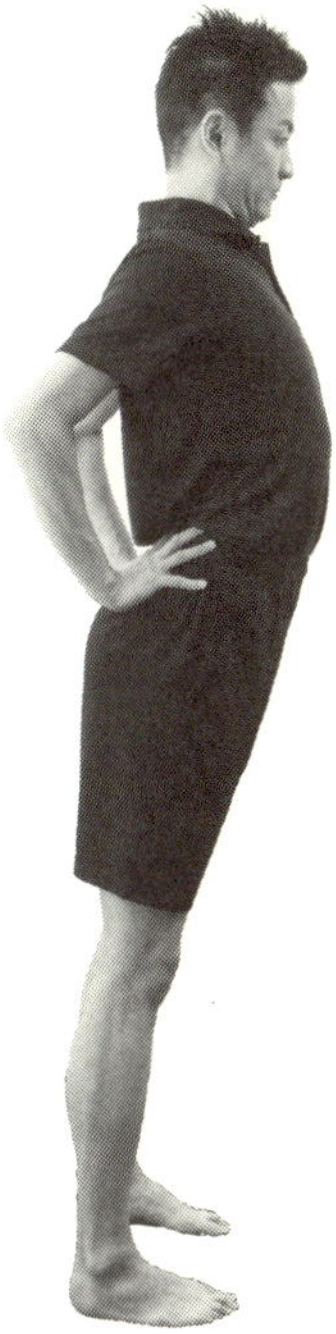

お尻を後ろに突き出す

裏もも、内ももが伸びている感覚があればOK

腰（骨盤）に手を当て、ひじは内に寄せて胸を開く

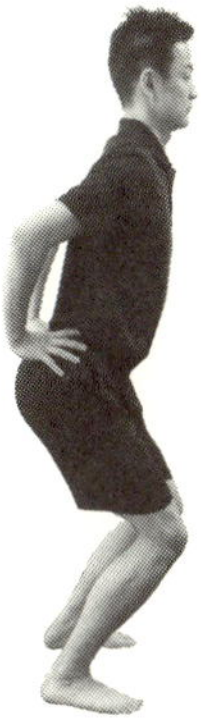

NG

一般的なスクワットのようにひざを前後に動かさない

OK　NG

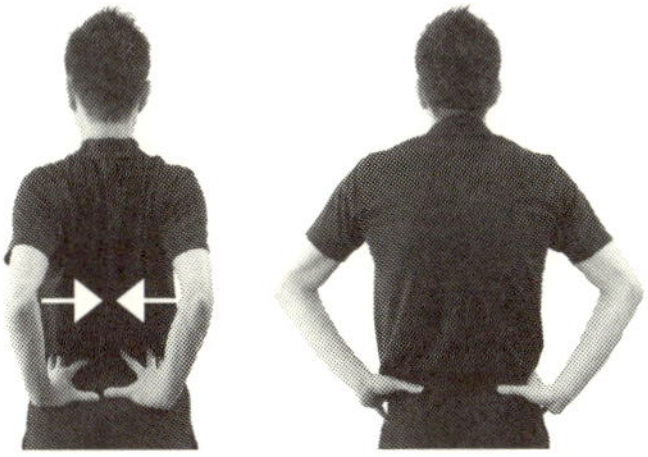

ひじが開いてしまわないよう内に寄せる

・膝の前後動が大きく、股関節から曲がっていない。
・ひじが外に開き、肩が丸くなる。
・骨盤が上下動し、低く下がっている。

❼ 応用編 チーター

フェニックスとカンガルーの要素を組み合わせた「チーター」という動きを紹介します。地面と上半身が平行なくらいの前傾姿勢になることで、チーターのように軽やかに動ける身体をつくります。

老けない身体づくりは、「❻」までで十分に効果はありますが、さらに若々しい身体を手に入れたい方は、無理のない範囲でチャレンジしてみてください。

この動きの最大の特徴は、股関節を起点として上半身が地面と平行になるくらいに前傾姿勢をとることです。日常生活ではとることのない極端な前傾姿勢になることで、ふだんは直立位で内臓の重みを受け止めていた骨盤が、その負担から解放されます。するど、まっすぐに立っているときよりも骨盤の自由度が増し、股関節や肩関節の動きが拡大するのです。

チーターをやったあとで周囲を歩いてみると、背が高くなったような感覚が得られ、自然と前へ前へと押し出される推進力を感じることができるはずです。

1 ひざを軽くゆるめ、背骨をまっすぐにしたまま股関節から前傾姿勢をつくる。手は外くるぶしあたりに添えておく（きつい方はすねでもＯＫ）。前傾角度の深さに応じて、裏もも・内ももの伸びが強くなる感覚があればＯＫ。

2 前傾姿勢を崩さずキープしたまま、肩と胸を開きながらひじを引き上げていく。手首を反らせるように脇をしめ、股関節に向かって垂直に引き上げる。

3 手が股関節の位置までできたところで2秒静止。

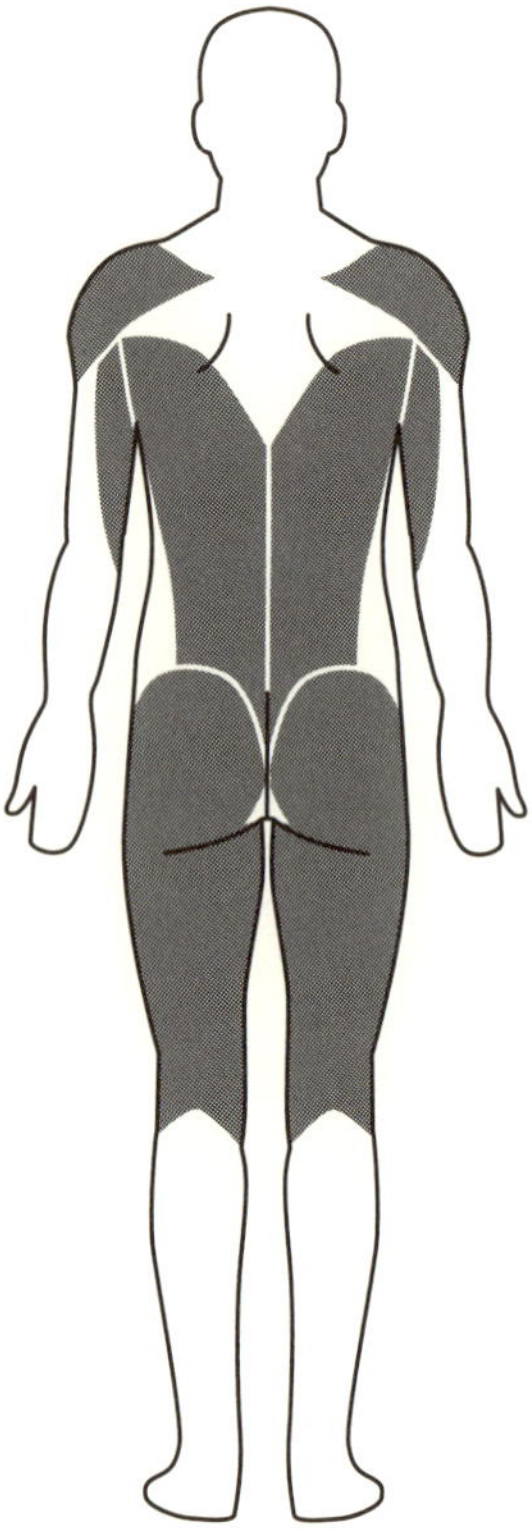

METHOD 7

フェニックスとカンガルーの効果をあわせ持つ応用編

チーター

とくに背骨と肩甲帯と骨盤帯の伸展を中心とした連動性を引き出し、裏もも（ハムストリング）、広背筋などの機能を呼び覚ます。

効果

- 自然と重心の位置が高くなり、関節や筋肉に負担をかけずに動けるようになる。
- 身体が自然に前に押し出されるようにすいすい歩けるようになる。
- 日常生活で硬くなりがちな裏もも、胸、首の筋肉の柔軟性が一気に高まり、慢性疲労を一掃する。

チーター　3回×3セット

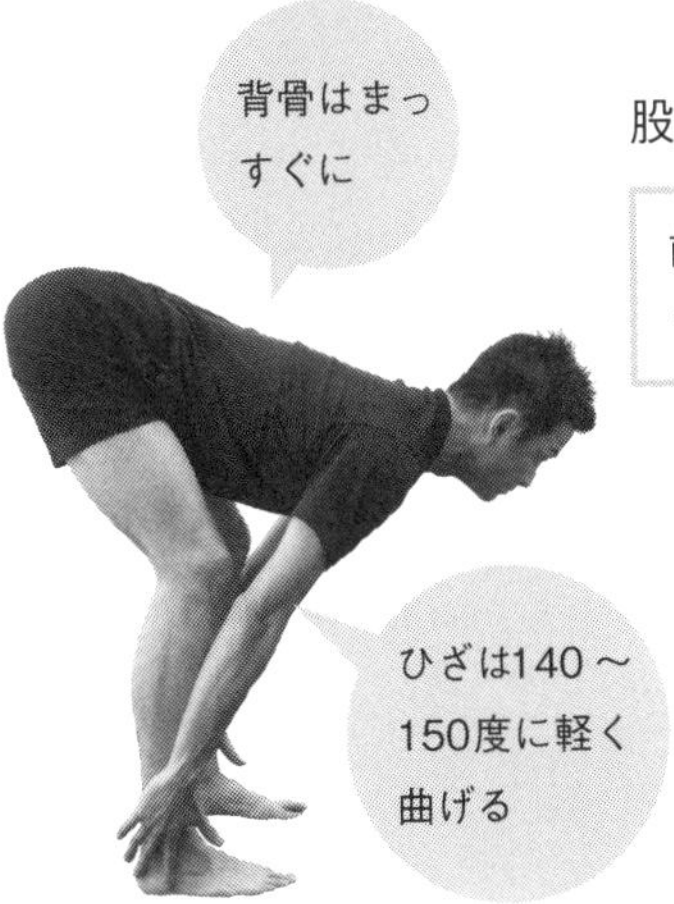
背骨はまっすぐに
ひざは140〜150度に軽く曲げる

股関節から前傾姿勢をつくる

前傾角度の深さに応じて裏もも・内ももの伸びが強くなる感覚があればOK

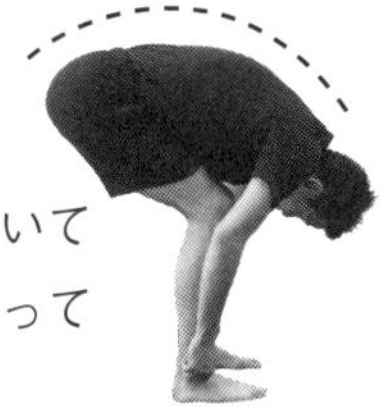

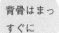

NG

頭が下を向いて背中が丸まっている

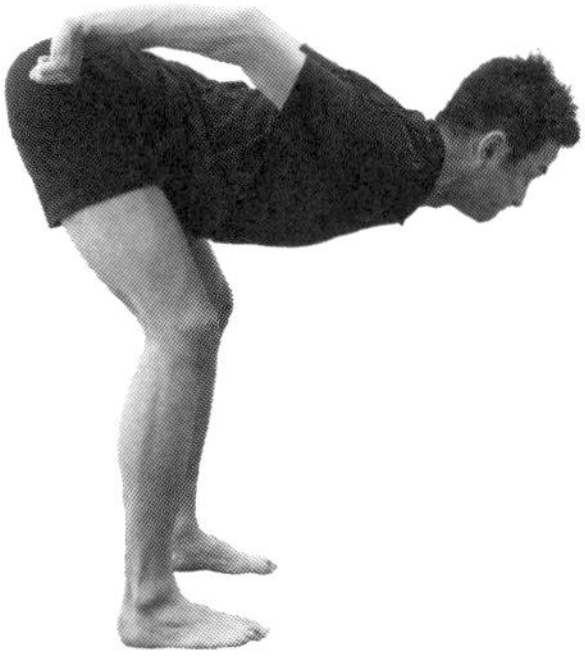

肩と胸を開きながらひじを引き上げる

手首を反らせるように脇をしめ、手は股関節に向かって移動

手を股関節に向かって引き上げたら、肩と胸をしっかり開き２秒キープ

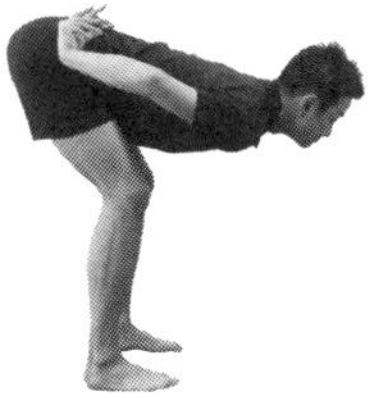

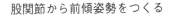

NG

手首がまわって手のひらが上を向く

チーターのチェックポイント

□股関節を起点に、骨盤から前傾姿勢をつくる。
□ひざ関節は140〜150度に軽く曲がっている。
□引きつけたときに脇は開かない。
□手はお尻（股関節）に向かって引きつける。
□上半身は上下動せずに、常に同じ位置・角度を保つ。

NG

・構えで背中が丸まっている。
・手のひらが上を向く。
・手を股関節ではなく、お腹に引きつけている。
・腕を引きつけるときに上半身も一緒に起きている。
・膝が曲がりすぎ、また伸びすぎてもダメ。

第3章

身体が老ける人・老けない人の習慣

関節の痛み、下腹、ねこ背、不眠、疲れ…、すべてが根本解決！

LOCOMOVE METHOD

ロコムーブは、広背筋を正確に機能させることで、加齢にともなうさまざまな心身の不調や悩みを解決できます。

この章では、具体的ないくつかの症状について、ロコムーブによる解決方法や日常生活での注意点について紹介していきましょう。

「ポッコリお腹」は、背中の脂肪がお腹に集まる姿勢が原因だった

男女を問わず、スタイルで気になるポイントの一つが「ポッコリお腹」です。とくに、メタボ検診が普及したことで、ポッコリお腹はそれまで以上に目の敵にされるようになりました。

確かに、内臓脂肪の蓄積が原因で腹囲が基準以上ある人は、生活習慣病のリスクが高まるので、気をつけなければなりません。しかし、なかには血圧や血糖値などの値が正常で、体重もそれほどないのに、腹囲だけがメタボ検診の基準を上回ってしまう

人がいます。

そうした人が頼りがちなのが腹筋運動です。腹直筋《ふくちょくきん》を鍛えればお腹がへこむと思っている人が多いのですが、腹筋運動でお腹がへこんだという人の話はあまり聞きません。

なぜなら、ポッコリお腹は腹筋の問題ではなく、普段の姿勢が深く関係しているからです。

ためしにイスに座って背中を丸めてください。

どうでしょうか。太っていない方でも、お腹に脂肪が集まってポッコリしてきます。逆に、背すじをまっすぐ伸ばすと、お腹はだいぶへこんだでしょう。

よく考えてみれば、これは当たり前のことです。ＭＲＩで腹部の断面図を撮ってみるとよくわかります。

私たちは、便宜上、お腹に皮下脂肪がついた、背中についたと表現していますが、本当にお腹側と背中側に継ぎ目があるわけではありません。連続して脂肪が存在しているのです。

しかも、皮下脂肪はドロドロとして流動的ですので、姿勢によってお腹側にも背中側にも流れていきます。

仰向けになれば背中側に多くが流れ込み、うつぶせになればお腹側に多くが流れ込んでいくのです。

皮下脂肪がお腹に集中するのは、姿勢によって一時的に起きるだけではありません。肋骨と骨盤の位置によっても起こります。

肋骨と骨盤の距離が近くなると、先ほどの背中を丸めた姿勢と同じ。誰でもお腹まわりに脂肪が集まってしまいます。そうならないためには、肋骨と骨盤の位置関係を離してあげればよいのです。

肋骨と骨盤を結んでいる筋肉は腹直筋を始めとした腹筋群です。

ロコムーブで広背筋をオンにすることで、拮抗筋《きっこうきん》である腹直筋をオフにできれば、肋骨と骨盤の距離は広がって、ポッコリお腹もすぐに解消するというわけです。

第2章で紹介した「フェニックス」「カンガルー」「チーター」の前後で腹囲を測ると、驚くほど変化があることがわかるでしょう。

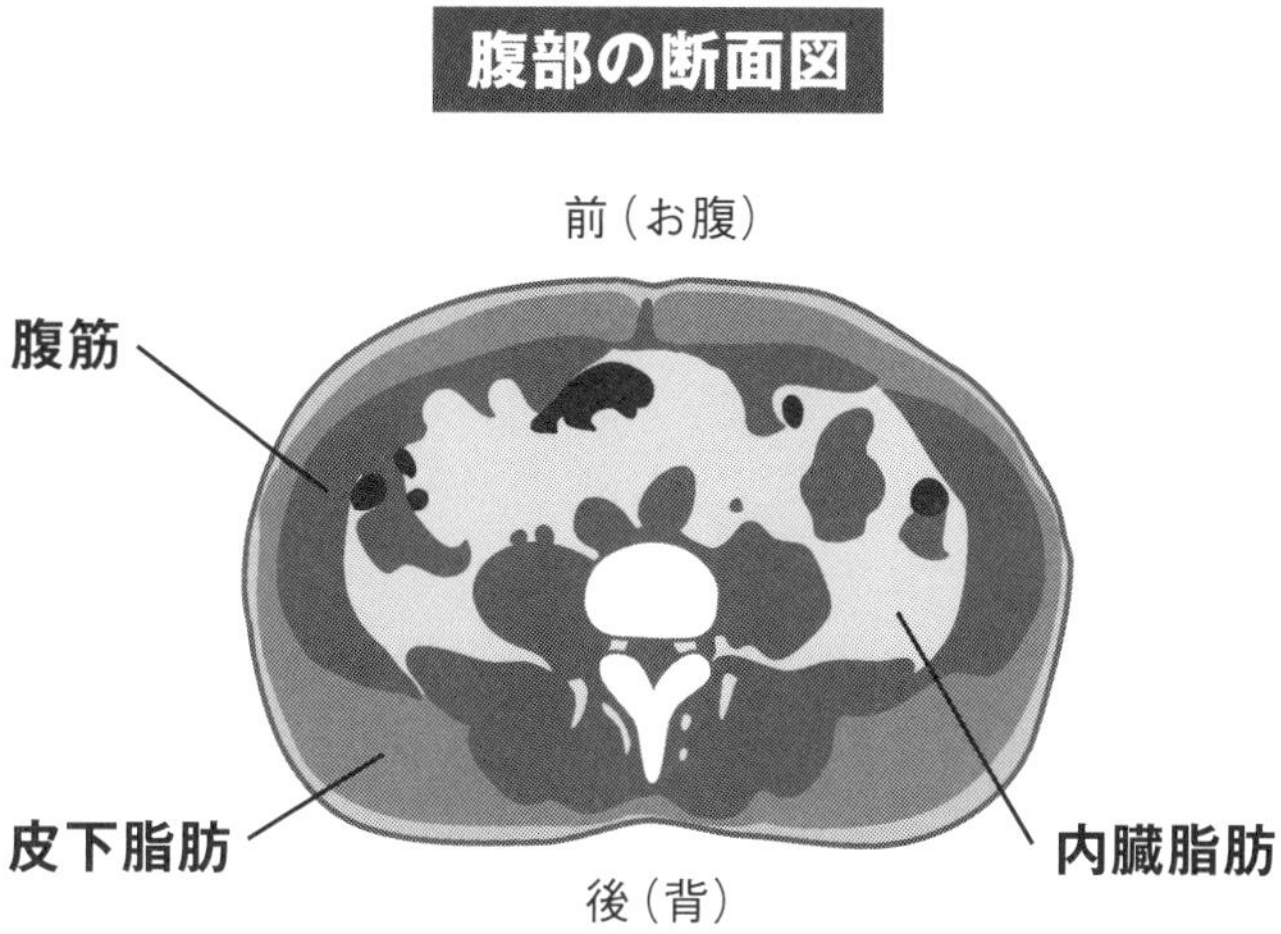

これらを毎日行うことで、効果を継続させることができます。

こう考えてみれば、ポッコリお腹対策のために腹筋運動で腹直筋の収縮力を高めても意味がないことがおわかりでしょう。

腹直筋が収縮する力をつけるということは、本質的には肋骨と骨盤の距離を縮める力をつけることを意味します。それでは、逆効果にはなっても、ポッコリお腹は解消しないのです。

肩こりや首の痛みは、僧帽筋や大胸筋の緊張を解く筋肉に注目する

肩こりは、日本の国民病ともいわれています。厚生労働省が実施した『平成28年国民生活基礎調査』では、病気やけがなどで自覚症状のある有訴者のうち、男性は腰痛が1位で肩こりが2位、女性では肩こりが1位で腰痛が2位になっています。おそらく、「肩がこった経験は一度もない」という方はほとんどいないでしょう。

人間の頭の重さは体重の約10％といわれ、ボウリングのボールほどの重さがあります。これを頸椎《けいつい》で支えているのですから、かなりの負担になっていることがわかるでしょう。それでも肋骨の真上に頭が位置していれば、頸椎の負担は最小限で済みます。

ところが、老化やデスクワークなどによって、胸椎が過剰に屈曲し、結果として肋骨も後ろに飛び出したように丸くなってしまうのです。そのような前かがみの姿勢になると、相対的に重い頭が肋骨よりも前方に位置することで、実際の頭の重さ以上の

荷重が首や肩の筋肉にかかってきてしまうのです。

こうして頭の重さを支えるために肩をおおっている僧帽筋の緊張状態が長時間続くことによって起きるのが、肩こりや首の痛みです。同時に大胸筋も緊張して硬くなることにより、身体はますます前かがみになり、呼吸も浅くなるという悪循環を生み出してしまうのです。

デスクワークが原因で肩こりや首の痛みに悩まされている方は、パソコンを扱うときの姿勢に注意してください。まずチェックすべきはイスに座る姿勢です。第2章の立ち方のポイントでも述べましたが、首すじを伸ばすように軽くあごを引きながら、無理なく骨盤を立てて座ります。漫然と背もたれに寄りかかっていると、骨盤が後ろに傾いてしまい、姿勢を崩す原因となってしまいます。

また、喫茶店などで見かけるのですが、せっかくテーブルがあるのに、パソコンを膝の上に乗せて必死に打ち込んでいる人がいます。これでは、机に腕の重さをあずけていないので、僧帽筋が腕を支えるためにさらに過緊張し、肩こりの原因となってしまいます。

とはいえ、いくら姿勢に気をつけようと思っていても、作業に集中するあまり、いつのまにか姿勢が崩れてしまうものです。それは望ましくないことなのですが、しかたがありません。逆に、姿勢ばかり気にしているようでは作業に集中できず、いい仕事はできません。かくいう私も、パソコンに集中しているときは、どうしてもそうなりがちです。

そんなときに大切なのは、30分に1回でもいいので、作業を中断して「フェニックス」を3回ほどするとよいでしょう。広背筋をオンにすることで、第1章で解説した相反抑制という神経の作用により、大胸筋や僧帽筋の緊張状態（オン）をオフにできます。これで、自然と頭と肋骨との前後の間隔が狭まり、首の負担を減らすことができます。

また、スマホ（スマートフォン）を見るときの姿勢にも気をつけたいものです。多くの人はうつむくように首を曲げて画面を覗き込んでいますが、これではデスクワークよりもさらに頭が前に突き出てしまうので、頸椎への負担は甚大です。スマホを見るときは、特に姿勢を正し画面を目の高さに持ち上げてください。

デスクワークで知らないうちに ON（＝緊張・収縮）にしている筋肉

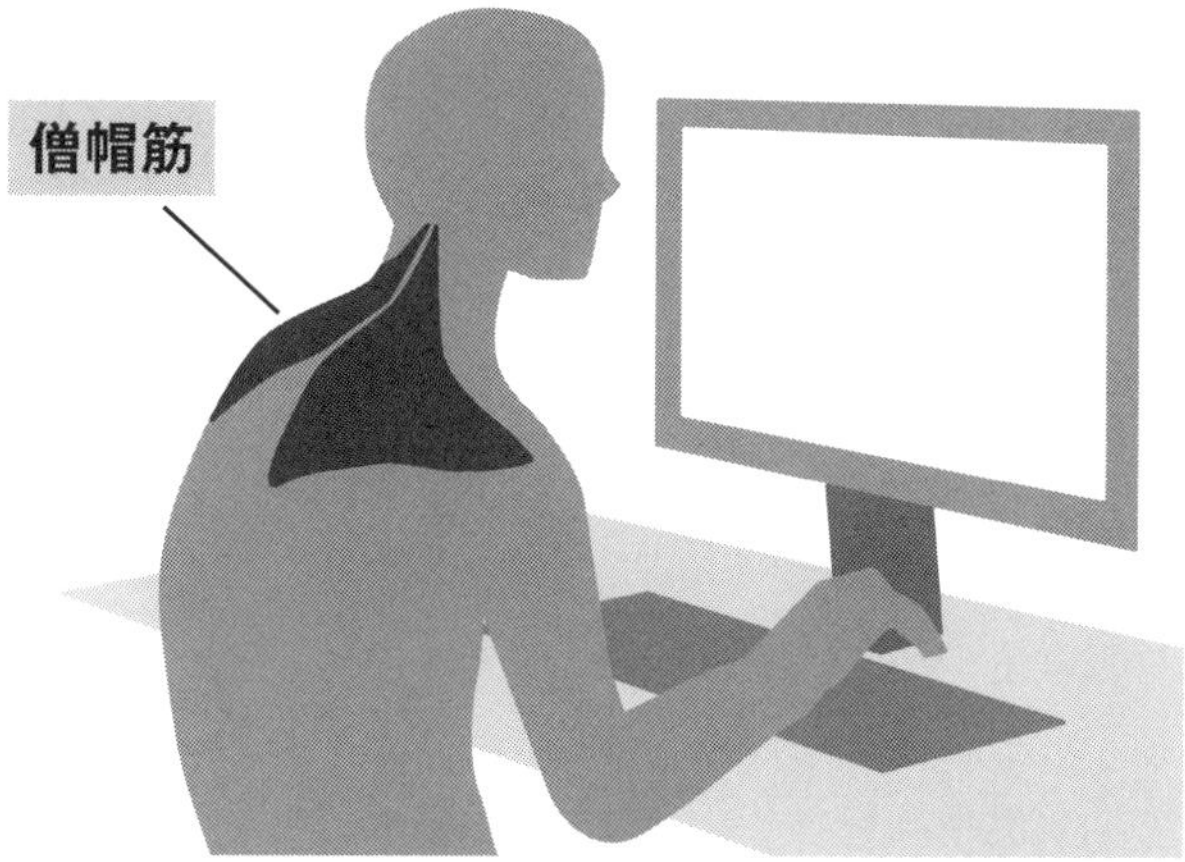

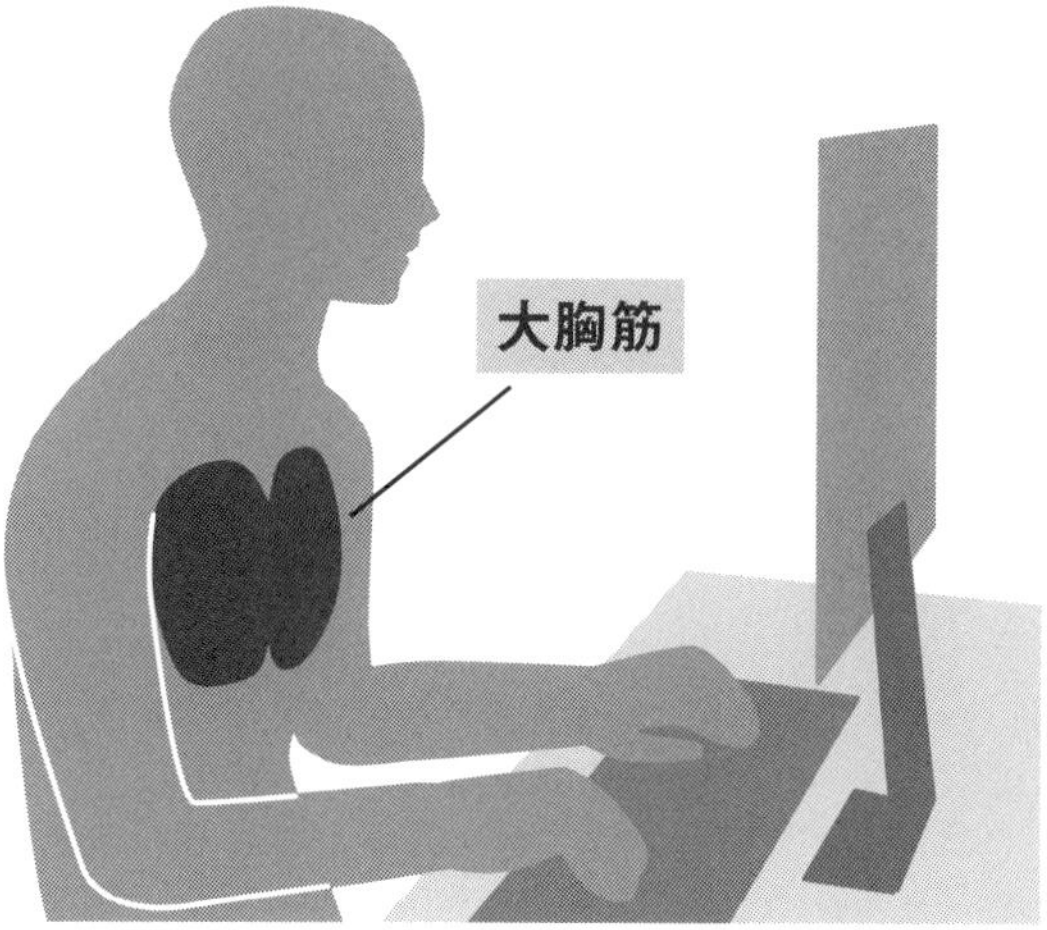

四十肩・五十肩は、肩ではなく股関節から修正していく

老化によって、肩や首周辺の筋肉の硬直が進んでいくと、肩関節の可動域が狭まっていきます。

ためしに、鏡の前に立って、バンザイの姿勢をとってみてください。老化が進んでいると、両手をまっすぐ上げたつもりでも、ひじが曲がってしまうのです。チェックするポイントは、ひじが伸びた状態で、腕が耳の真横にきているのかどうかです。もし、耳よりも前にしかこなければ要注意です。

また、腕を上げようとすると痛みを感じるという人もいらっしゃるでしょう。そんな症状に対して、腕がうまく上がらないからというので、腕や肩をマッサージしたり鍼《はり》を打ったりする人が多いのですが、それではけっしてよくなりません。一時的に症状は軽くなるかもしれませんが、根本を治さないと必ず再発します。

なぜなら、肩関節の可動域が狭まる原因の多くは、胸椎の過剰な屈曲（猫背）と股関節の硬さにあるからです。どんな人でも、背中を丸めて、股関節と膝関節を曲げた状態では腕はうまく上がりません。腕は肩の高さまでは肩の筋肉の力で上がりますが、肩よりも高く上げるには胸椎が一緒に伸びなくては上がらない構造になっているからです。

つまり、猫背の方は腕を頭上に上げづらくなってくるのです。

ですから、根本的に痛みを解消しようと思うなら、胸椎や股関節を伸展させ、肩甲骨を適切な位置にもっていくことが大切です。ロコムーブの「キャタピラ」「バタフライ」「フロッグ」を試してみてください。

背骨がうまく伸びていけば、腕が上げやすい状態になると同時に、肩甲骨の動きがスムーズになり、肩関節の動くスペースが生まれます。

ところで、腕の可動域が狭まるというと、五十肩（四十肩）を思い浮かべる人も多いでしょう。ある日突然、肩の関節あたりが痛みだし、腕が動きにくくなります。肩より上に腕が上げられなくなり、ひどい場合は、寝ているだけでも痛み、日常生活に差し支えることもあります。

五十肩は、専門的には肩関節周囲炎と呼ばれていますが、その原因やメカニズムはすべて解明されたわけではありません。ただし、発症のリスクを高める要素として、加齢、糖尿病、高脂質などのほかにデスクワークも含まれていることから、姿勢の悪さが大きな要因の一つであることは間違いありません。

対策として、痛みがあるうちは無理に腕を上げたり肩を回したりしてはいけません。炎症が強まって痛みが増すばかりです。とくに発症直後は激痛が走ることがあるので、安静にしておいたほうがいいでしょう。そして、急性期の痛みが解消したころから、肩関節を動かさず行える「キャタピラ」で胸椎を伸展させて姿勢を整えていきます。

痛みが収まったら、様子を見ながら「バタフライ」や「フェニックス」などをするとよいでしょう。

なかには、五十肩は肩が弱っている証拠だといって、チューブで肩の筋肉を鍛えようとする人がいますが、それはおすすめしません。大胸筋や三角筋などの筋肉が硬くなることで、肩関節の可動域が狭くなり一時的に痛みは軽減するかもしれませんが、不意に大きく動かしたときに五十肩の再発リスクが高まります。

腰痛解消には、胸椎と股関節の可動域を広げる

肩こりと並んで、日本人の国民病と呼ばれているのが腰痛です。腰痛にもさまざまな原因がありますが、腰椎からくる痛みの原因は、大きく分けると2つのストレスに分類できます。「圧迫ストレス」と「回旋ストレス」です。そのほかに、「精神的なストレス」も原因になるといわれていますが、本書のテーマから離れるので、ここでは前の2つの原因に絞って考えてみましょう。

「圧迫ストレス」による病気の代表的なものは椎間板ヘルニアと脊柱管狭窄《きょうさく》症です。

椎間板とは、腰椎の中にあってクッションの役割をする組織のこと。上半身の重みが腰椎にかかり続けていくと、この椎間板が圧迫され、その中にあるゼリー状の組織が外に飛び出してしまいます。それが神経を刺激して痛みやしびれを起こすのが椎間

板ヘルニアという病気です。

脊柱管狭窄症というのは、同じように上半身の重みが腰椎にかかることで、骨、軟骨、靭帯《じんたい》が変形し、それが背骨の内部を通る神経を刺激して、痛みを起こすものです。

どちらの病気も、その要因の一つとなるのが、やはり腰椎への負担の集中です。

さきほどの肩こりの項でも説明したように、人間は加齢と共に胸椎が過剰に屈曲し、背中が丸くなります。胸椎の屈曲が強くなると、その真下にある腰椎に圧迫ストレスがかかります。これが椎間板ヘルニアや脊柱管狭窄症を引き起こす要因となるのです。

そのほか、圧迫ストレスの増大は、骨密度が低下している高齢者にとって、くしゃみや転んだ拍子に腰椎を圧迫骨折する原因ともなってしまうので注意が必要です。

こうした病気は、年をとるとしかたがないと考えられているようですが、けっしてそんなことはありません。普段からロコムーブを実行して身体の手入れをしていけば、胸椎や股関節の可動域を確保できるので、腰椎を圧迫ストレスから解放することが可能になるのです。

ではもう一つ、腰椎にかかる「回旋《かいせん》ストレス」を見ていきましょう。背骨の一つ一

身体は腰ではなく股関節からねじれる

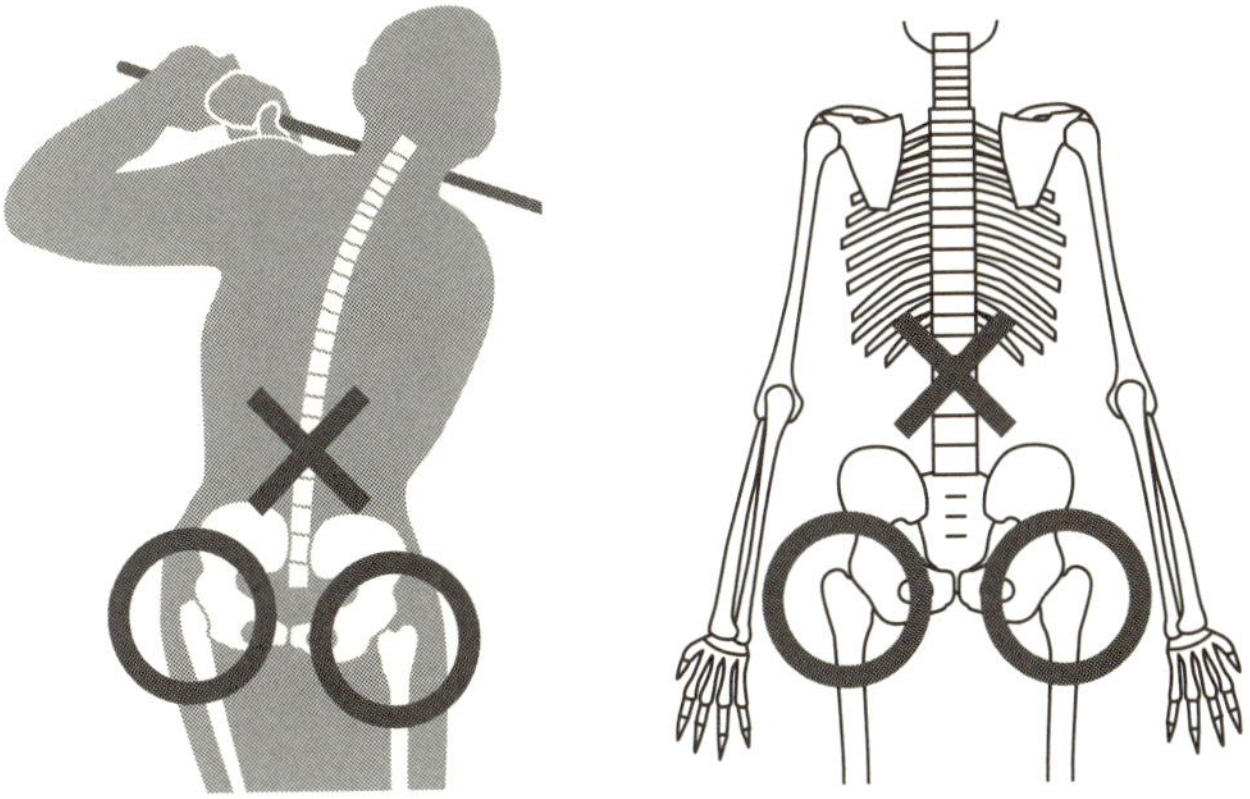

つはお互い滑るようにしてある程度まで左右に動くようにできています。こうして上下の背骨同士が左右に回る動きを「回旋」と呼びます。胸椎は大きく回旋できるのですが、腰椎はその構造上、ほとんど回旋できません。

「でも、腰をひねるという運動もあるくらいだから、腰椎はよく回旋できるのでは？」と思うかもしれませんが、あれは腰椎をひねっているのではなく、股関節を回しているのです。

そのため、股関節の硬い方が身体を無理にひねろうとすると、腰椎に大きな回旋ストレスがかかって分離症やすべり症など腰痛の原因になってしまいます。とくに、股関節の可動域に左右差がある人は要注意です。

第1章でも紹介しましたが、歯科医やカメラマンのように、職業特有の動き方がある人は、股関節に左右差が生じやすく、普通に立ったり歩いているときも腰椎に回旋ストレスが生じています。

さらに、老化によって股関節の動きが悪くなっている人も、腰椎に大きな回旋ストレスがかかります。

本来ならば、後ろを振り向くような動作では、股関節と胸椎の回旋によって身体をうまくひねることができるのですが、股関節が固まってしまっていると、腰椎で回旋するしかありません。その結果、ひねる構造を持っていない腰椎に必要以上の回旋ストレスがかかってしまうわけです。

ですから、腰椎の回旋ストレスへの対処は、股関節の可動域を広げることが第一です。ロコムーブの「フロッグ」や「プレ・カンガルー」「カンガルー」が効果的です。

関節の動きを示す用語
……屈曲、伸展、外旋、内転など

本書ではここまで、関節の動きとして「屈曲」と「伸展」という用語を使ってきました。しかし、背骨や股関節、肩関節は、ひねりや外向き・内向きの動きなど、二次元的、三次元的な幅広い動きができます。そこで、専門的にはそれぞれの動きについて、さまざまな用語が使われています。「回旋」や「外旋」「内旋」もそうした関節の動きを示すものです。

加齢による膝の痛みの代表的なものは変形性膝関節炎です。これは、名前の通り、膝関節が変形することで、痛みを生じる病気です。膝関節を構成する大腿骨《だいたいこつ》とスネの骨（脛骨《けいこつ》）がぶつかって痛みが生じるわけです。

では、なぜ膝関節が変形するのでしょうか。

最初は、老化によって胸椎が丸くなるところから始まります。猫背になると骨盤が後ろに傾いていきます。

骨盤が後ろに傾くと、股関節は外に向かって開いていわゆる〝がに股〟になっていきます。

専門用語で、この動きを股関節の「外旋」と呼んでいます。

股関節が外旋すると、膝が外に向かって開いていわゆるO脚になります。

また、骨盤も後下方に傾いているので、重心も低くなり膝関節は立っていても、歩いていても常に曲がりっぱなしになります。

このような膝が曲がったままの状態が続くと、着地ごとに膝の動揺が大きくなり、膝の軟骨がすり減り深刻な膝関節変形症へとつながるのです。

がに股は単に見た目の問題だけでなく、歩行中の一歩一歩で大腿骨とスネの骨がこすれて強烈な痛みを伴います。

膝はほかの関節と違い、日常生活の立つ・歩くで常に荷重がかかる箇所なので、わずかな痛みでも生活レベルが極端に低下してしまいます。

では、膝関節変形症には、どのような対応をすればよいのでしょうか。膝が曲がっているから膝を伸ばそうという考え方自体は間違ってはいません。時と場合によっては人工関節という手段をとることもあります。

一般的なリハビリでは、膝を伸ばす筋肉をつけようとして、膝を伸展させるために大腿四頭筋を鍛えることをすすめられます。しかし、これでは膝の痛みは根本的には解消されません。なぜなら、骨盤の後傾による股関節の外旋を解決しないことには、歩くときに膝はどうしても曲がってしまうのです。

肩や腰の痛みの場合と同じく、膝が痛いからといって、その部分だけを見ていても治りません。なぜ、膝が痛くなったのかという理由を考えないといけないのです。痛みの要因である膝が曲がった理由は、筋力が衰えたからではなくて、胸椎と腰椎の曲がり→骨盤の後傾→膝の屈曲というプロセスを経て起きたものだからです。

ですから、対策としては肩や腰の痛みと基本的に同じです。ロコムーブによって胸椎や肩甲帯がうまく伸展できるような姿勢をつくれるようになれば、骨盤の後傾も股関節の外旋も起こらず、自然に着地脚の膝も伸びてきます。

ただし、すでに膝に痛みや違和感のある方が、いきなりロコムーブの「カンガルー」

や「フロッグ」を実践するのは無理があるかもしれません。まずは、「キャタピラ」をやってみるのがいいでしょう。

もし、まっすぐ立ったつもりでいるのに、鏡を見て膝が曲がっているようならば、少しでも早く手を打つようにしてください。

〝寝姿勢〟が変わると、睡眠の質が変わる

背骨が曲がることは、立っているときの姿勢だけでなく、寝たときの姿勢にも影響を与えます。きちんと仰向けになれないのです。

実際、仰向けで眠れない高齢者の方も少なくありません。

ためしに、平らな床の上に仰向けに寝てみてください。両肩が床から浮くようならば、胸椎が過剰に屈曲している証拠です。こうなると、睡眠の質にも影響を及ぼしてしまうのです。

良い睡眠姿勢、悪い睡眠姿勢

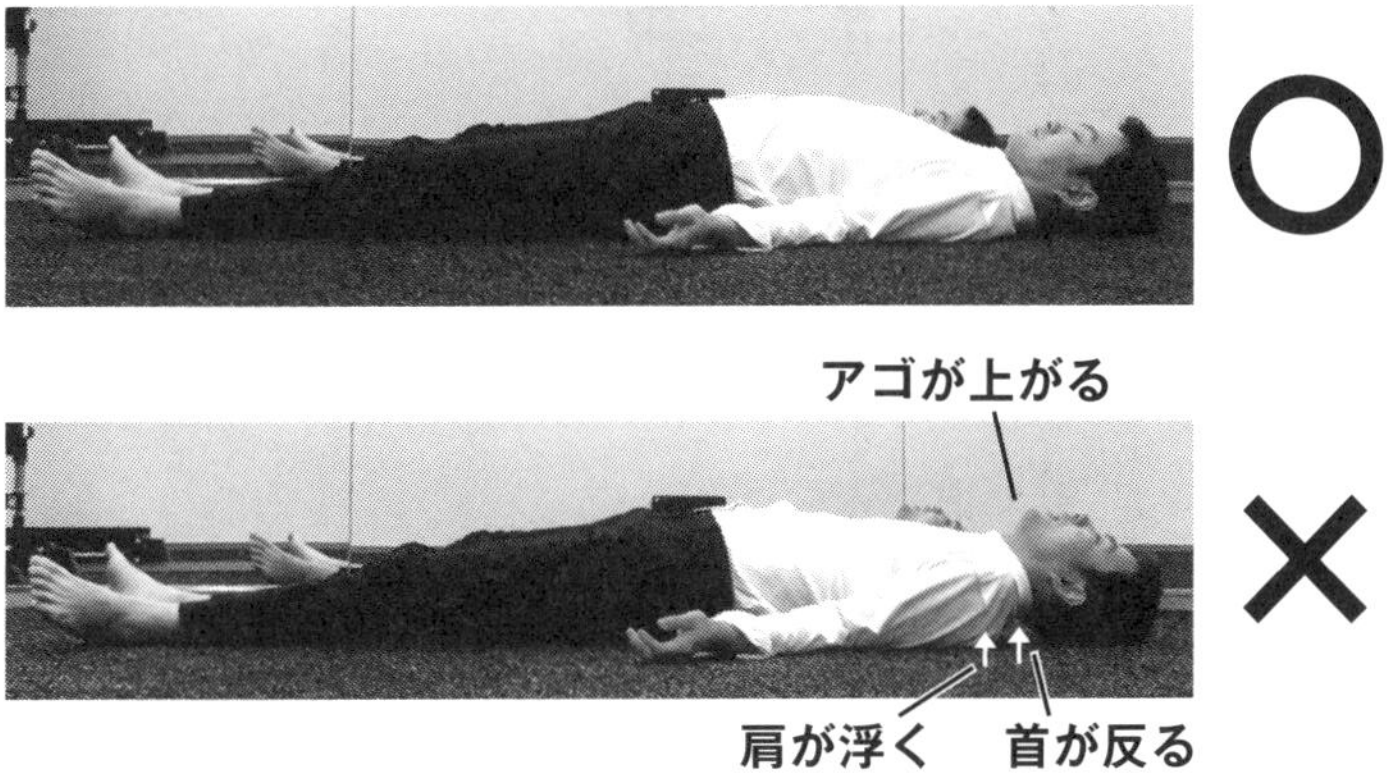

本来ならば、睡眠というのはどこにも余計な力を入れることなく床に身体をあずけられるのが理想です。重力から解放されるからこそ、心身ともに休息がとれるわけです。

ところが、背骨が曲がっていると、上の写真のように、仰向けに寝ていても肩のあたりが浮いてしまいます。これでは重力から解放されません。一方で、重い頭は床につくために、首の筋肉に引っ張られて口が開き、口呼吸となってしまいます。その結果、気道も狭くなり、睡眠時無呼吸症候群になりやすくなります。

それでも、睡眠中に寝返りを打つことが

できれば、筋肉にかかる負荷を分散することができます。ところが、股関節や肩甲骨周辺の可動域が狭まってくると、寝返りを充分に打てなくなってしまうのです。また、左右差が大きい方の場合は、左右どちらかの寝返りが打ちづらいはずです。

その結果、睡眠中に体勢を変えることができず、同じ筋肉ばかりが体重を受けることで、血液循環も滞り、腰や首のこりや痛みにつながり、やはり睡眠の質が悪くなってしまいます。

寝返りがうまく打てるかどうかは、睡眠の質に大きくかかわってくるものなのです。寝相が良いというのは、健康面から見ると決して良いことではありません。このことは、健康な子どもが、しょっちゅう寝返りを打っていることからもおわかりになるでしょう。寝返りを打つことで、血液循環を促し、身体の負担を分散しているのです。「老けない身体」というのは、「寝返りが打てる身体」といってよいかもしれません。

寝返りがいかに大切かは、寝返りが打てない状況を考えてみるとわかります。夜行バスや飛行機のエコノミークラスに乗ると、座席が狭くて寝返りどころではありません。体勢を変えることも難しく、座る体勢を維持するだけでも筋肉を使わなくてはなりません。そうなると、決まった筋肉がずっと圧迫されつづけるうえに、血流も阻害され、身体の不快感の信号が常に脳へ送られるので、身体だけでなく脳も休めていないのです。

これは、家で寝ているときも同じこと。股関節や肩甲骨周辺の動きが悪くて寝返りできない人は、身体も脳も休息できていません。睡眠の質が悪く、夜中に何度も目が覚めるのは、もしかすると股関節や肩甲骨の動きに原因があるかもしれません。

仰向けに寝られないという人は、ロコムーブの「キャタピラ」や「バタフライ」から始めるといいでしょう。とくに効果が高いのは「フェニックス」です。背骨のアーチを整えるとともに、肩甲骨を適切な位置に戻すことで、両肩・頭・背骨を床に完全にあずけきれる仰向けの体勢がつくれます。そうすれば、睡眠中の脳への不必要な信号がなくなり、心身の回復レベルが上がります。

また、ロコムーブによって身体が軽く感じられるようになると、自然に歩数も増えて、日中の活動量も無理なく増えていきます。その結果、良い睡眠がとれるようになったという声をよく聞きます。

「身体が柔らかければいい」の間違い

本書ではここまで一般論として、「老けない身体」をつくるには関節の可動域が広いほうがよいと述べてきました。しかし、関節の可動域は、ただ単に広ければ広いほどよいというものではありません。

確かに、筋肉の硬化によって関節の可動域が狭くなるのはよくありませんが、だからといって、ただ単に広く動けばよいわけではないのです。それぞれの関節には、可動域の許容範囲というものがあり、これを超えて動かそうとすると不都合が生じてしまいます。

例えば脱臼《だっきゅう》というのはまさにその典型的な例でしょう。関節を構成している骨と骨の噛み合わせ方や、靭帯《じんたい》や筋肉の付き方から、動かしてはならない方向というものがあるのです。不合理な方向へ動かしてしまったことで、関節が外れてしまったのが脱臼です。つまり、何でもかんでも可動域を広げればよいわけではなく、理に適った方向への可動域が必要なのです。

実は、女性のほうが男性よりも関節の可動域が広い傾向にあります。これだけを聞くと、良いことのように感じられますが、その理由はホルモンの影響などで、関節が少し緩《ゆる》くできているためです。筋肉の柔軟性というよりも、関節そのものの緩さから、男性と比較して女性のほうが関節がいろいろな方向に動きやすくなっているのです。女性のほうが前屈の成績が良かったり、床にべたっと開脚できたりするのも、それが理由です。

柔道では女性にあまり関節技がきかないともいわれます。その理由は、関節の可動域が広いために、関節を固められても痛みを感じにくいからです。それは、身体の柔軟性を示すことである一方で、関節が緩いことも示しているのです。

それでも若いうちはいいのですが、老化が進んでいくと問題になってきます。なぜなら、関節が緩いために、骨の位置がずれやすくなり、重力の影響で重心が下がっていくスピードも速くなるためです。その一例が先述した膝の変形で、女性のほうが男性よりも圧倒的に多い病気なのです。

さらに、女性のほうが平均寿命が長いために、いったん不具合が生じると長くそれと付き合わなくてはなりません。健康長寿という観点からは、男性より女性のほうが問題は深刻といえます。

要するに、ただ単に関節可動域が広ければよいというわけではないのです。例えば、歩行動作一つとっても着地している脚はぶれずにしっかりと固定されている必要があるように、日常動作は剛性（固定力）と柔軟性が両輪となって行われているのです。

シニア世代の女性には、ピラティスやヨガが人気ですが、女性にとってのしなやかさとは関節可動域の広さではなく、しっかりと立ち・歩くためのぶれない背骨と軸脚がその源泉といえるのです。

第4章

いくつになっても、広背筋から身体に変化が起こる！

ついつい走りたくなる解放感！　感動の実例

LOCOMOVE METHOD

ロコムーブの特長は、広背筋の活性化を通じて、年齢や性別にかかわらず、どんな人でもそれぞれ無理なく効率的な身体の動きを身につけられる点にあります。具体的には、本書で紹介した基本の動きをはじめとして、理想的な歩行や走行、効果的にパワーを生み出す方法などを指導しています。

実際にこれまでも、パフォーマンス向上を目指すアスリートから、日常生活での不調を解消したいシニアまで、さまざまな方々がロコムーブを習得することで、目ざましい機能改善を果たすことができました。

この章では、そんななかから、シニア世代を中心に実践者の声を紹介しましょう。

老化現象だと思っていた首、腰、膝などの痛みがウソのように消えた

髙橋さん、50代、女性、接客業

症状は肩から首の違和感にはじまり、やがて腕が上がらなくなり、めまいや手足のしびれもひどくなっていきました。しまいには、字を書くことや咀嚼さえも苦痛になっ

てきたのです。しかも、朝起きたときから首、肩、腰、膝が痛く、立ち上がるまでに時間がかかり、コルセットが手放せない生活を続けていました。

整形外科では、首の軟骨がすり減って、背中から腰の骨が曲がっていると診断を受け、首と腰の牽引と電気治療を週1回1カ月間受け、湿布《しっぷ》と痛み止めを処方されましたが、薬はまったく効きませんでした。

なんとか腕は上がるようになったのですが、毎日の仕事が終わるころになると、首の痛みがピークになり、頭痛や吐き気もして、帰りの電車で立っているのが苦痛になってきました。

次に整骨院に通って、週に2、3回のマッサージ、骨格矯正、電気治療、鍼灸《しんきゅう》治療を2カ月受けました。

確かに、その直後は身体が楽にはなるですが、翌日にはまた戻るということを繰り返すだけでした。

こんな状態が1年以上も続き、「老化現象だから完治することはないのか」と思うようになり、憂鬱な日々を送っていたときのこと。知り合いの靴屋さんにロコムーブをすすめられ、最後の頼みの綱という気持ちで相談にやってきたのです。

中嶋先生のレッスンを初めて受けた2、3日後、あれほどつらかった首の不快感が解消されたのには驚きました。しかも、朝はスッと起き上がることができ、すぐに動けるようになったのです。

はじめてからまだ2カ月なので、首の痛みは残っていますが、慢性的だった腰痛はなくなり、コルセットは必要なくなりました。気がつけば膝の痛みも嘘のようになくなり、歩くのが楽になっていました。もう手術しかないのかと思い悩んでいた生活に光が見えてきたのです。

立っているときだけでなく、座っている姿勢も背すじが伸びてよくなってきました。そのおかげか、お腹まわりも締まってきたことを実感しています。

老化だとあきらめるべきではなく、自分自身で身体を変えられるのだということがよくわかりました。

50歳を超えて身体能力が向上！

西野さん、50代、男性、事務職

慢性的な膝痛の改善と、以前から続けている武道のパフォーマンス向上を目指して、ロコムーブをはじめました。会社員ですので普段はなかなか時間がとれず、ロコムーブの基本3種目であるフェニックス、カンガルー、チーターのほか、いくつかの種目を毎日数回、時間にして10分に満たない程度に続けています。加えて、中嶋先生には姿勢の改善と歩き方の指導をしていただきました。

驚くことに、それだけでいつのまにか膝の痛みはまったく消えてしまったのです。

武道に関しては、身体能力が格段に向上したようです。自分自身では感じなかったのですが、練習相手の皆さんに「パンチ力やキック力が向上しましたね！」と驚かれることが多くなりました。

これは効率よく身体を動かせるようになったためだと思います。私は以前から、このような動ける身体を求めていたので、ただ筋力をつけるだけの一般的な筋トレはあまり好きではなく、その点でもロコムーブはまさにぴったりでした。

若いころにサッカーをしていたときは、ハムストリングスなどの肉離れをよく起こしていました。もちろん、試合前にはストレッチをしていましたが、当時やっていた一般的なストレッチというのは、伸ばしたい筋肉だけに注目してストレッチをするものでした。今思うと、そこに限界があったのでしょう。

それに対してロコムーブは、広背筋を活動させることで、複数の筋肉に同時にストレッチをかける画期的であると同時に極めて理論的なメソッドです。当時、これを知っていればよかったのにとつくづく思います。

身体が軽くなって、ゴルフのスコアもアップ！

佐藤さん、50代、男性、会社経営

以前は、右腰と左肩の痛みに悩まされていました。週に2、3回整体院に通って調整していたのですが、根本的な改善は見られませんでした。

また、ゴルフが好きで、レッスンプロについてスイング改善に取り組んだり、スポーツジムで筋トレにチャレンジしていたのですが、体の痛みが取れないため、それをカバーするような動作になってしまっていました。そこで、ゴルフのスイング改善を目指しつつ、傷まない体づくりができないかと考えて、ロコムーブを実践してみようと思い立ったのです。

右腰の痛みは、ロコムーブの運動を取り入れることで改善していきました。左肩の痛みも、肩甲骨の柔軟性が上がり、胸椎が伸展することで改善されました。驚いたのは前屈と後屈で、とくに後屈の可動域が広がり、また骨盤の左右差もほぼなくなりました。こうして、日常的に感じていた身体の痛みを意識しないで生活できるようになったのです。

家族や知人からは、「姿勢と歩き方が、見違えるほど若返った」と言われています。

痛みが消えて身体が軽くなったおかげで、通勤や日中の移動も積極的に歩くようになり、わざわざスポーツジムに行かなくても生活の中に自然と運動を取り入れることができるようになりました。

あれほど筋トレに励んでも結果が出なかったのに、毎日せいぜい15分程度のロコムーブのおかげで毎日快適に過ごしています。

最近では、ゴルフ後にも痛みや違和感はほとんどありません。体幹がしっかりして柔軟性がアップした結果か、ボールの飛ぶ方向が安定して飛距離も伸び、結果としてスコアが伸びています。今後は、ゴルフをすればするほど、逆に身体がよくなるようなスイングを目指して頑張っていきたいと思います。

「人間はこんなに歩きやすくできていたのか」と衝撃を受けた

山田幸代さん、40代、女性、ショップ経営

子どものころから姿勢が悪く、身体が硬いことにコンプレックスを抱いていました。なかでも前屈が苦手で、指先から床までの距離が20センチを下回ったことはありませんでした。

20代からヨガ、スポーツジム、ストレッチの教室など、いろいろと通ってきましたが、どれもその場では身体が軽くなり気分もよくなるものの、家に帰るとすっかり忘れてしまい再現できないのです。時間をやりくりして週1回通うようにして、現状維持がやっとという感じ。日常生活に大きな支障はないものの、年齢を重ねるにつれてスポーツ後の筋肉痛も強くなり、いつか大けがをするのでは、という不安を抱えるようになってきました。

そんなときにたまたま書店で出会ったのが、中嶋先生の前著『「動ける身体」を一瞬で手に入れる本』でした。そこには、ハムストリングスと広背筋の関係が書かれており、「この方法なら身体が変わるかも！」と感じて購入したのがはじまりです。

それまでも、姿勢や身体動作について書かれた本はたくさん読んでいたのですが、どれも頭では「なるほど」と思えても、自分の身体に落とし込むには至らなかったのです。

家に帰り、本を見ながらさっそくロコムーブの基本3種目であるフェニックス、カンガルー、チーターを3セットやってみたところ、本当に一瞬で全身の緊張が解けたことに驚きました。しかも、歩くときに股関節周辺で感じていた〝つっかえ棒〟が、いつのまにか取れたような感覚になったのです。

「人間は、本来こんなに歩きやすくできていたの!?」と衝撃を受けた体験です。なかでもチーターの動きでは、長年ゆるむことのなかったハムストリングスが心地よく伸ばされ、開始から数日後には前屈で初めて床に指先が着きました。あのときのうれしさは忘れることができません。

その後、中嶋先生のパーソナルレッスンに通いはじめるようになり、最近では鎖骨や肩まわりの動きに柔らかさが出てきたおかげで、電車の中でもだらっと立っていることがなくなり、無意識のうちにしっかりと身体を支えられるようになりました。いちいち姿勢を正す必要がないというのは、気分がいいですね。

外観でもウエストが5センチ以上減り、姉からは「腰からお尻にかけてが別人のよう!」と言われて喜んでいます。

スポーツに関しては、ジョギングのペースが自然に速くなったのと、登山後の筋肉痛がめっきり少なくなりました。以前は、自分の身体の弱点や老いを見つけては落胆していましたが、ロコムーブを続けている今は、状態が良くなっていく明確なイメージが持てるせいか、自分自身にあまり不満を感じなくなったことが最大の変化かもしれません。

これぞIT業界の職業病の根本対策だ

林さん、40代、男性、IT関連

仕事がら、デスクに向き合ってパソコンで作業をしている時間が多く、勤務時間外でもスマホや携帯電話でメールのやり取りをしていました。

その結果、首がひどく痛むようになり、首を回しても伸ばしても、痛みがおさまるどころか、かえって痛くなってくる始末。長い会議のときはもちろん、しまいには、乗っている電車が発車したり、停車したりするたびに、その振動で首に激痛が走るようになりました。

お世話になっている鍼灸師の方がいらっしゃって、どんな痛みもだいたい一発で治してくださったのはよかったのですが、しばらくするとまた痛くなり、治してもらうの繰り返しになっていました。なにか根本的な治療ができないものかと思っていたところで、ロコムーブに出会ったのです。

最初に教えていただいたフェニックスでは、中嶋さんに細かく角度をチェックしてもらうことで正しい動きができるようになり、効果を実感することができました。次に、カンガルー、チーターと進んでいったのですが、とくにチーターをやると、とたんに身体の柔軟性が向上したことに驚きました。なにしろ、それまでは身体が硬くて、前屈してもせいぜい膝の下あたりまでしか届かなかったのが、手のひらが地面にぺたっとつくようになったのです。それ以来、チーターの後は必ず前屈をして、成果を楽しんでいます。

また、一般的なジムのトレーニングは終わるとクタクタになるのですが、ロコムーブのレッスン後は、毎回晴れやかな気分になるのが印象的です。

そんなふうに取り組んでいるうちに、首の痛みはいつの間にかなくなっていました。不思議なことに、痛みというのは、なくなってしまうと、それがいつなくなったのかもわからないものなのですね。

さらに、ロコムーブで歩行フォームを教えていただくうちに、股関節の使い方もよく理解できるようになりました。先日は、小学生の子どもとかけっこをしたところ、思っていたよりずっと速く走ることができてびっくりしました。子どもがもう少し大きくなって時間にゆとりができたら、走る動きについても指導を受けたいと思っています。

60代になってから陸上競技の記録が向上するなんて

町田さん、60代、男性、経営コンサルタント

私は、生涯スポーツとして陸上競技を続けてきました。しかし、近年はけがが絶えず、ウエイトトレーニングで腰を傷めてしまったこともあり、腰をかばうことで膝やアキレス腱に痛みがたびたび出てきました。スポーツマッサージに通院して施術した直後は症状が改善されますが、走っているうちにまた症状が悪化するという悪循環に陥っていました。

また、63歳を過ぎた頃からスピードがめっきり落ち、思うような走りができなくなってきました。ウエイトトレーニングやストレッチを増量しましたが、効果は現れませんでした。そんなある日、マッサージの先生から日常的なエクササイズとしてロコムーブを紹介されたのです。

「重心を極限まで高く保ち、広背筋を使って胸椎、骨盤、股関節を回旋させ、流れるように走る」という効率的な走りへのアプローチは、今までの走りとまったく次元の異なるものでした。今までのような力まかせの走りは、体に負担をかけ、肩、腰、膝などを傷める要因になっていたことを実感しました。

また、フェニックス、カンガルー、チーターという基本の動きは、家でもちょっとした時間があればできるので、これを毎日行うことで身体の柔軟性が確保され、けがの予防になっていると思います。

私たちの年代では、年齢を刻むにつれてタイムが落ちていくのが普通ですが、ロコムーブのおかげで、最近では出場するほとんどのレースで前年度の記録を上回っています。先日出場した5キロのレースでも、前年のタイムを40秒短縮しました。

また、関節の屈曲が矯正されて姿勢がよくなったおかげか、人間ドックの検診で、0・6センチ、0・2センチと、ここ2年間でそれぞれ身長が伸びています。これには、担当の医師がびっくりしていました。

今後は、ロコムーブを続けることで、できる限り健康寿命を延ばし、マスターズ（ベテランズ）陸上を70歳、80歳、90歳と末永く楽しんでいきたいと思っています。

若い頃に知っていればよかった身体メソッド

丸山さん、50代、男性、自営業

私はかねてから、古武術、身体操法、整体、ボディワークなどに興味を持ち、書籍やビデオを購入したり、実際にワークショップに参加したりしてきました。ロコムーブについても、『「動ける身体」を一瞬で手に入れる本』を購入しており、その存在は知っていました。

あるとき、なかなか治らなかった知人の身体トラブルが、ロコムーブのレッスンに数回通っただけで解消できたと聞き、ぜひ自分も体験したいと思って門を叩いたのです。

当初は、それまで学んできたことが邪魔をして、なかなかそのよさが理解できずにいました。むしろ、ロコムーブの動きは、日本古来の伝統的な身体操法や中国武術の姿勢概念とは相反するものとさえ感じていたのです。ただ、レッスンを受けていると、毎回新しい気づきを感じることができたので、そのまま続けることにしました。

そんなある日、レッスン中にまったく新しい体感が生じて衝撃を受けました。それまで学んできた、さまざまな身体操法や古武術などの動作が、ロコムーブによって統合されたのです。たとえば、ロコムーブとはまったく関係がないように感じられた「丹田《たんでん》」が如実に理解でき、古武術でさんざん聞かされてもピンとこなかった「腸腰筋《ちょうようきん》を使う」ことの意味が呑み込めました。

そのほか、腰の位置、頭の方向性、足裏の重心など、スポーツ、武道、踊り、ボディワークなどでかじってきたことすべてに共通する土台が、ロコムーブにあると実感しました。それからは、毎朝ロコムーブの実践を30分ほどすることが日課となり、気づきがますます加速していったのです。

高校時代には陸上部の短距離選手として練習に明け暮れた日々の体感が残っていたので、ロコムーブのちょっとした意識が、歩行や走りに劇的な向上をもたらしてくれたのには目を見張りました。もちろん、当時に比べれば体力は低下していますが、「もしかすると、今のほうが速く走れるかもしれない」という気にもさせてくれました。

頭でっかちの「身体オタク」になっていた私は、ロコムーブのおかげで実際に動ける喜びを体感することができました。私と同世代で「水を飲むな！　根性と気合がすべてだ！」というスポ根全盛期に運動をしていた方々にも、ぜひロコムーブの実践を通して、動ける喜びを味わっていただきたいと思います。それにしても、40年前にこれを知っていれば、どれだけ人生が変わっていたことでしょう。

おわりに

私が本書で紹介したメソッドを広めていこうとしたきっかけの出逢いがあります。

前職で私が担当させていただいていた、水岡さんという膝関節変形症のおばあさんです。

初めてお目にかかったときは、既に、膝の軟骨もすり減っていてかなり関節の変形も進行しており、杖をついて歩くのもやっと、という状態でした。

車椅子に乗るのが嫌で、大変熱心に日々リハビリを頑張ってくれました。

1カ月くらいで杖がなくても歩ける状態にまで回復したのですが、1年後に人工関節の手術を受けることになりました。

共に人工関節の手術を受けないことを目標に頑張っていましたが、膝というのは生きて生活している限り、立つ・歩く等の動作で必ず負担がかかる箇所です。

つまり、四六時中、常に痛みに苦しめられるということでもあります。

私も最善を尽くしましたが、既に関節と骨が変形してしまったものを元に戻すことはできません。悪化していく流れを少しでもゆるやかにしていくことしかできないことに、歯がゆい思いをしていました。

そんななか、水岡さんがリハビリ中に何度も何度も、

「あんたにもっと早く出会っておけば……」

つぶやくように私に言った言葉が今も忘れられません。

私も口にはしませんでしたが、「変形する前、せめてその兆しがあったときに出会えていれば」と何度も思いました。

水岡さんとの1年に及ぶリハビリの体験を通した無力感、そしてそのつぶやきの言葉がロコムーブ創業の思いを形作っていきました。

そのような思いが根底にあるので、本書を手にとってくださったシニア層の方にこそロコムーブを知っていただきたいのです。

読者の方々の中には、加齢による関節や骨の変形の兆しが出ている方もおられると思います。

兆しの段階であればロコムーブを実践して、身体の手入れをしていけば変形は十分防ぐことは可能です。

そうして、本書が、

「もっと早く知っていれば」

という後悔の声を一つでも減らし「今、知れて良かった」という喜びと安堵の声を一つでも増やすことができれば、著者として望外の喜びです。

中嶋輝彦

「ロコムーブ」について詳しくお知りになりたい方へ

動画で理解を深める　―基礎種目マスターDVD―

ロコムーブの基本種目であるフェニックス・カンガルー・チーターの徹底解説DVDです。ロコムーブは動きの正確度によって効果が大きく変わってきます。書籍では紹介しきれなかった陥りがちなNG例や、力を入れる向きや関節の角度をイラストでふんだんに図示しました。書籍と併用することで、時間対効果をさらに高めます。ロコムーブをとことん極めたい方にぜひ！

身体が激変、魅力を体感　―プライベートレッスン―

ロコムーブ本来の動作を補助を通じて誘導し、体感を通して正しい動作を身につけます。また自身の動作を客観的に分析し、修正していきます。姿勢の改善、身体の柔軟性、歩行のリズム等の変化に驚愕される方が続出しています。初めてレッスンに来られる方のためのスタートアップ・レッスンからアドバンス、マスターまであなたの目的や習熟度に合わせたレッスンを受けることができます。

デスクワークの肩こり・腰痛一掃　―出張型レッスン―

長時間のデスクワークがもたらす首こりによるうつ病が社会問題となっています。体調不良が発端となって起こる事故や損失は、企業にとって軽視できません。短時間で場所をとらずに首こり、腰痛を一掃するロコムーブ福利厚生プログラムで社員様の心身の健康をサポートします。

読者限定！ 動画プレゼント

本書で紹介した7つの種目「キャタピラ」「バタフライ」「フロッグ」「プレ・カンガルー」「フェニックス」「カンガルー」「チーター」の動画を以下のサイトからご覧いただけます。ぜひ毎日継続していただき、ウォーキングやスポーツを始めるきっかけになれば幸いです。

特設動画ページ　http://locomove.com/stay-young-support/

公式サイト　http://locomove.com/

著者紹介

中嶋輝彦（株）ロコムーブ代表。パーソナルトレーナー。法政大学卒業後、トレーニング研究施設「ワールドウイング」で7年間の勤務を経て、2011年「ロコムーブ」創業。野生動物の動きや骨格からヒントを得て、プロ、オリンピック選手の競技力向上からアンチエイジング、高齢者のリハビリにまで幅広く有効な身体メソッドを開発、医療現場でも導入される。著書にロングセラー『「動ける身体」を一瞬で手に入れる本』（小社刊）などがある。

ホームページ：http://www.locomove.com/

「老《ふ》けない身体《からだ》」を一瞬《いっしゅん》で手《て》に入《い》れる本《ほん》

2019年4月1日　第1刷

著　　者　中《なか》嶋《じま》輝《てる》彦《ひこ》

発 行 者　小澤源太郎

責任編集　株式会社 プライム涌光
電話　編集部　03(3203)2850

発 行 所　株式会社 青春出版社
東京都新宿区若松町12番1号 〒162-0056
振替番号　00190-7-98602
電話　営業部　03(3207)1916

印　刷　中央精版印刷　　製　本　大口製本

万一、落丁、乱丁がありました節は、お取りかえします。

ISBN978-4-413-23118-3 C0075